〝座りっぱなし〟でも病気にならない 1日3分の習慣

池谷敏郎

青春新書
PLAYBOOKS

「座りっぱなしは良くない」って最近よく言われるけど、
仕事はデスクワークだし、しょっちゅう立ち歩くなんてムリ!
クルマの中で歩くなんてムリ!
家でテレビ見てるときに歩くとか動くなんてムリ!
……と、思いませんか?

デスクワークの方の多くは、人の目もあるし、
そんなにしょっちゅう立ち歩くわけにはいかないでしょう。

クルマの中では物理的に歩けません。

家でテレビを見ているときに歩いたりしたら、
番組の内容がわからなくなってしまいます。

「じゃ、どうすればいいんですか？　どうしようもないんじゃ…」
と思う方も多いでしょう。

安心してください。

老化は上半身から始まっています。これが万病のもとなんです。

ムリに立ち歩いたり、走ったり、
ジムに通ってキツい運動をしなくても、
座ったまま上半身を動かすだけで、老化の予防に役立ちます。

——池谷敏郎

はじめに

あなたはいま、どんな姿勢をしていますか？

この本を読んでくださっているということは、イスに座っているのでしょうか。

もしかしたら、書店でたまたま手に取って、パラパラと立ち読みをし、そのまま棚に戻そうとしていたところかもしれませんね。

安心してください。責めるわけではありません。むしろ、良いのです。

日本人は座りすぎているので、立って読書をするなんてすばらしいのです。


一日のうちにどのくらいの時間を座って過ごしているのか、「総座位時間」を20か国で比較した研究があります。シドニー大学の研究者たちが調べたところ、日本人は420分で最長でした。

つまり、**日本人は、世界のなかでももっとも座っている時間が長い国民なのです。**

普段の自分の生活を思い返してみてください。

家にいる間、ほとんどの時間をテレビの前やパソコンの前に座って過ごしていませんか？　食事はもちろん、食卓で座って食べますよね。

仕事も、デスクワークの人が増えています。医者だって、手術中心の外科医や主に処置を行う耳鼻科医などは別として、診察室で座りっぱなしです。

移動も、車移動が中心の人はほぼ「イスからイスへ」ですよね。公共交通機関を使う人なら、駅やバス停までの道、改札からホームまでは歩きますが、電車やバスに乗るやいなや、まっさきに空いている席を見つけて座っていませんか？

とにかく一日の大半の時間を座って過ごしている人は、とても多いのです。

◆座りすぎは寿命を縮める

座りっぱなしの生活が体に悪いということは、数年前からよく指摘されるようになりました。健康に関心のある方なら、一度は耳にしたことがあるかもしれません。あるいは、聞いたことはなくても、「まあ、そうだろう」と想像がつくかもしれませんね。

では、どのくらい「悪い」のかといえば、こんな研究結果が出ています。

「1日に11時間以上座っている人は、4時間未満しか座らない人に比べて死亡リスクが40％高くなる」

これは、45歳以上のオーストラリア人、22万人強を対象にした大規模な研究でわかったことです。1日のうちの座っている時間の合計が「4時間未満」「4～8時間未満」「8～11時間未満」「11時間以上」の4つのグループに分けて調べたところ、座っている時間が長くなればなるほど、がんや心疾患、肺炎などにかかりやすくなって死亡リスクが高くなりました。

4時間未満の人たちに比べて、「8～11時間未満」の人たちは15％、「11時間以上」の人たちはすでにお伝えしたとおり40％も死亡リスクが高かったのです。4割というのはかなり大きな数字です。

◆「週に1～2回運動してるから大丈夫！」という人も要注意

1日24時間のうち、7～8時間を睡眠にあてているとすると、残りは16～17時間です。

そのうちの8時間といえば半分、11時間はおよそ3分の2にあたります。起きている時間の3分の1以上、あるいは半分以上をイスから離れて過ごしていますか？

「はい！」と自信をもって答えられる人は少ないのではないでしょうか。

なかには、

「週末にスポーツジムに行っているから大丈夫」

「週2、3回、近所をジョギングしているから大丈夫」

「週に1回、体操教室に通っているから大丈夫」

など、家にいる間、仕事をしている間は座っている時間が長くても、余暇の時間に運動をしているから大丈夫、と考えている人もいるかもしれません。

非常に残念なお知らせですが、**週に数回運動をしていても、ふだん座っている時間が長ければやっぱり害のほうが大きいのです。**

こんなデータがあります。

これもオーストラリアで行われた研究ですが、週に150分以上運動をしている男女を対象に、テレビの視聴時間と、メタボリックシンドロームに関連するデータ、すなわち腹囲や血圧、血糖値、中性脂肪と、善玉コレステロール値などとの関係を調べたところ、1日のなかでテレビを見ている時間が長い人ほど、前述のメタボリックシンドローム関連のデータが悪かったのです。

念のために説明すると、テレビを見ること自体が悪いのではありません。テレビを見ている間、ほとんどの人はイスに座りっぱなしですよね。そのことがメタボ関連の数値にいかに影響を与えるかを調べたのが、この研究です。

そして大切なので繰り返すと、この研究の対象となったのは「週に150分以上の運動をしている男女」です。

週に150分以上運動をしているなんて、かなり健康的な生活のように感じませんか？

実際、健康のための運動の基準として一般的に推奨されるのが「週150分以上」ですから、基準はクリアしています。

ところが、そうした健康的な運動習慣があっても、テレビの前に座ってじっとしている時間が長ければ、生活習慣病リスクは高くなることがわかったのです。

◆座りっぱなしの弊害を避けるカギは上半身にあり

ここまでの話を一旦整理しましょう。


日本人は、総じて座っている時間が長い。

座りっぱなしの生活は、寿命を縮める。

定期的に運動をしていても、座りっぱなしの弊害は帳消しされない。

こう書くと、

「あー、はいはい。つまりは『動け』『歩け』ってことでしょ?」

と思ったかもしれません。

もちろん、家にいながら、仕事をしながら、ちょくちょく立ち上がったり歩いたりできるのなら、ぜひそうしてください。それが理想的であることは間違いありません。

でも、なかなかそうはできないから、みんな「座りっぱなし」の生活になっているのではないでしょうか。だって、診察中に、患者さんの話を聞きながら医者がうろうろ歩いていたら、戸惑いますよね？「座りっぱなしは健康に良くないんでねー」と言われても、ヘンな医者だと思いますよね。

同じように、オフィスで同僚が、たいした用事はなさそうなのに頻繁に社内をうろついていたり、突然立ってデスクワークをしはじめたりしたら、「え？　どうしたの？」とざわつきませんか。全社をあげてスタンディング・デスク（昇降式で、立ったままでも使えるデスク）を導入している職場なら別ですが、ほとんどの会社はそうではありません。

こまめに歩く、こまめに体を動かすことはたしかに理想的ですが、現実的には難しいことが多いのではないでしょうか。

では、どうするか——。

カギは、上半身にあります。

立ち上がったり歩いたりするのが難しいのなら、動かすのは「上半身だけ」でもいいのです。上半身を動かすことで、さまざまな体や心の不調が飛んでいきます。

「あれ？　でも、それって座りっぱなしのままじゃないですか？」

と思った方、ごもっともですが、いいんです。

先ほど紹介したテレビの視聴時間とメタボ関連との関係の研究にしても、テレビの前に座りっぱなしでじっとしているから、いけないのです。


そう、ダメなのは、「座りっぱなしでじっと動かない」こと。

長時間、まったく同じ姿勢でいることです。


イギリスで行われたある研究では、一日のうち座っている時間が長くても、貧乏ゆすりをよくする人は、死亡リスクは上がらない、むしろ下がる可能性もあるという結果が報告されています。

貧乏ゆすりと聞くと、足をゆらゆら動かす動作をイメージされる方が多いと思いますが、この研究で報告されていたのは「fidgeting」なので、落ち着きのない動きのこと。

つまり、大切なのは、座ったままでも多少なりとも体を動かすということです。そうすれば、座りっぱなしの害から逃れることができます。

どういうことなのか、説明していきましょう。

はじめに

1章　座ったまま、上半身だけでも動かせばこんなに効果がある

2章 「じっと動かない」生活が体も心も老けさせる

3章 オフィスでも、テレビを見ながらでもできる 上半身エクササイズ「脱ET体操」

4章 座りながらできる カンタン・下半身エクササイズ

5章 座る時間を少なくするちょっとした習慣

1章

座ったまま、上半身だけでも動かせばこんなに効果がある

運動習慣は、あらゆる病気の予防・治療になる

血液検査で血圧や血糖値、コレステロール値などが高かったとき、医者が必ずと言っていいほど言うのが、「運動してくださいね」「歩いてくださいね」というアドバイスです。みなさんも、そう助言されたことがあるのではないでしょうか。

高血圧にしても、糖尿病や脂質異常症（コレステロール値や中性脂肪値の異常）にしても、治療法のひとつが「運動療法」です。**運動は生活習慣のひとつというだけではなく、治療そのものでもあるのです。**

医者が治療を考えるうえで指針となるのが「ガイドライン」ですが、高血圧、糖尿病、脂質異常症のガイドラインには、運動療法という項目があります。

高血圧の判断の目安

▶**収縮期血圧（上の血圧）**
→心臓が収縮しているときに記録される血圧

▶**拡張期血圧（下の血圧）**
→心臓が拡張しているときに記録される血圧

※ 血圧は「収縮期血圧／拡張期血圧 mmHg」と表記します。

家庭では
135/85 mmHg 以上▶

健診・医療機関では
140/90 mmHg 以上▶

高血圧

※ただし、家庭で125/80mmHg、健診や医療機関で130/85mmHg以上であれば、高血圧予備軍と考えて注意が必要です。
※これはあくまで目安です。正式な診断は、必ず医師を受診してください。

大間違い

・血圧の上下は離れているほうがいい

・上の血圧は「年齢＋90mmHg」まではOK

運動療法が治療の柱のひとつになっているのは、高血圧や糖尿病、脂質異常症だけではありません。

たとえば心臓病にも、「心臓リハビリ」があります。

心筋梗塞や狭心症といった病気を起こしたり、心臓の手術を受けたりすると、心臓の働きが低下してしまいます。**再発を予防し、安心して元の生活に戻るには、運動療法を中心とした心臓リハビリが欠かせません。**心臓リハビリで筋肉を鍛えることで、予後が良くなることがわかっているのです。

具体的にどういうことを行うのかといえば、ベッドから起き上がることからはじめ、ベッドサイドや病棟での座る、立つ、歩く練習、リハビリテーション室でのストレッチ、筋トレ、歩行練習、トレッドミルなどを使った運動など。そして退院してからも、ちょっと汗ばむ程度の適度な運動を行うよう指導されます。

最近では、「腎臓リハビリ」も注目されています。

腎臓の機能が低下して透析に至った場合も、あるいは、透析を導入する手前の段階でも、

糖尿病の判断の目安

▶ 血糖値（早朝空腹時のもの）

126 mg/dℓ以上は「糖尿病型」

▶ ヘモグロビンA1c（HbA1c）

6.5%以上は「糖尿病型」

※ヘモグロビンA1cは特定健診（いわゆるメタボ検診）で検査されます。

上記２つの「糖尿病型」が確認されると

▼

糖尿病

※ただし、血糖値（早朝空腹時のもの）が100mg/dℓ以上か、ヘモグロビンA1cが5.6%以上のいずれかがあれば糖尿病予備軍と考えて注意が必要です。

※これはあくまで目安です。
正式な診断は、必ず医師を受診してください。

運動療法を行ったほうが長生きし、透析の効果がより大きくなることがわかってきたのです。

以前は、腎臓病の患者さんは安静にしているのがいちばん、といわれていました。運動なんてもってのほかでした。

でも、いまでは、透析が必要な腎不全の患者さんでも運動が大切とわかり、透析の前や透析の前半に運動療法を取り入れる医療機関が増えています。

日本腎臓リハビリテーション学会という学会も誕生し、そこで、腎臓病患者さんに対する運動療法を指導する「腎臓リハビリテーション指導士」の養成もはじめるそうです。

呼吸器（肺）の病気の患者さんも、運動が大事です。

たとえば、ＣＯＰＤ（慢性閉塞性肺疾患）などにより肺が悪くなると、坂道を上ったり階段を上がったりするだけでゼーゼーと息切れをするようになります。そんな状態であれば、「運動をしないほうがいいのでは？」と思うかもしれません。

ところが逆で、肺の病気ですら、運動をしないと筋肉が減り、さらに心肺機能が低くなり、より状態が悪くなるのです。だから、肺の病気であっても、運動習慣をもつことで予後が良くなるといわれています。

糖尿病や脂質異常症のように、いかにも「運動が大事」というイメージのある生活習慣病だけではなく、腎臓や肺の病気のように、これまでは「安静第一」と思われていた病気でも、治療の一環として運動をすることが推奨されています。それこそ、心臓の手術、がんの手術のあとでも、「早期リハビリテーション」といって、なるべく早くから体を動かすことがその後の経過を良くすることも知られています。

どんな人、どんな状態であっても、運動がいかに大事か、ということです。

心臓病があろうと、肺の病気を抱えていようと「運動してくださいね」と言われるのですから、とくに大きな病気がなければなおさら、動かない理由はありません！

1時間座ってじっとしていると動脈が半分しか広がらなくなる

座りっぱなしでいると、血流が滞ってしまいます。

長時間座りっぱなしでいると血管にどんな影響があるのかを調べた研究があります。

たとえば、アメリカで行われたある研究では、20〜35歳の男性11人を対象に、2つの実験が行われました。ひとつは、3時間じっと座り続けてもらい、太ももの血管にどんな影響があるかを調べるというもの。この実験では、脚の血流が滞り、じっと座りはじめてから1時間後には動脈の拡張反応が50%も損なわれていました。動脈の拡張反応とは、血管がしなやかに開く反応のことです。

つまり、恐ろしいことに、**「1時間座っていると動脈が半分しか広がらなくなる」**ということです。よく人間ドックや健康診断のオプションに「血管年齢」の測定がありますよね。それは血管のしなやかさが何歳相当かを推定する検査ですので、血管年齢を若く保つためには、動脈がしなやかに開くことがとても大切なのです。

ただ数時間じっと座っているだけで、20〜35歳という若い人たちの血管でも、一時的にとはいえ、しなやかさを失い「老化」してしまったのです。

もう一つの実験では、3時間座り続けてもらうのは同じですが、30分後、1・5時間後、2・5時間後に、5分間、ルームランナーで歩いてもらいました。そうすると、脚の動脈の拡張反応は落ちませんでした。

同じようなことを示す研究結果は数多く報告されています。

ほかのある研究では、健康な人に一日中座ってもらい、その間に何度か採血をして血液を調べたところ、**もともと血液中の脂質の値になんの問題もなかった人でさえ、中性脂肪の値が急上昇していました。**

長時間ただじっと座っているだけで、血管にも、血管のなかを流れる血液にも、悪い変化があらわれていると思うと、怖くありませんか？

じっと座っていることは、それだけ体に悪いということです。

「しょっちゅう立ち歩くなんてムリ！」という人へ

長時間じっと座っていると、知らず知らずのうちに血管にダメージを与えている。30分に1回、1時間に1回でも動けば、ダメージはなくなる。

こう書くと、「結局は動け、歩けってこと？」と思うかもしれません。何度も繰り返しになって恐縮ですが、まずは上半身だけでOKです。というより、まずは上半身を動かしてほしいのです。

さて、じっと座っていることはなぜ体に悪いのでしょうか？

一つは、血流が滞るからです。

血管は全身に張り巡らされ、その長さはなんと約10万キロメートルにもなります。その長い長い血管のなかを血液がかけ巡っているわけですが、その手助けをしてくれているのが筋肉です。

よくふくらはぎのことを「第二の心臓」と呼びますよね。それは、ふくらはぎの筋肉が、重力によって下半身にたまりがちな血液を心臓に押し戻すポンプのような役割をしているから。座りっぱなしでじっとしていると、全身の筋肉を使わないので、ポンプの手助けがなくなり、血行が悪くなってしまいます。

だから、ふくらはぎを動かすことももちろん大切なのですが、血液は体全体を巡っているのですから、下半身だけではなく上半身の血行も大切です。**上半身を動かすことも血行改善には大切なのです。**

もう一つ、じっと座っていることが体に悪い理由があります。

座りっぱなしでずっと同じ姿勢でいると、活性酸素が増えるといわれているのです。

活性酸素とは、酸化力がパワーアップした酸素のこと。増えすぎると、細胞を傷つけ、老化を助長します。

ただし、活性酸素はまるっきり悪者というわけではありません。活性酸素はその強い酸化力で、免疫細胞が敵（体内に侵入した細菌やウイルス）と戦うときの武器にもなっているので、免疫力を保つためにも、ある一定量は必要なのです。でも、増えすぎると、自分自身の細胞を傷つけてしまう。

体には、増えすぎた活性酸素を除去する力（抗酸化力）も備わっています。ところが、その抗酸化力を超えて、活性酸素が増えてしまうと、じわじわと体にダメージを与えてしまいます。

年齢を重ねるにつれ、抗酸化力は下がってしまうもの。余計な活性酸素を溜めないためには、活性酸素を増やす原因となる「ずっと同じ姿勢でいること」は避けたいのです。だから、座っているあいだも、体を動かすことが大切です。

◆上半身を忘れていませんか？

では、なぜ「まずは上半身なのか」というと、じつは、多くの体調不良の原因は上半身に関係しているからです。

肩こり、頭痛、手のしびれ、めまい、胸の圧迫感、抑うつ気分……など、よくある不調の多くが上半身に関係しています。

その理由は、後ほど改めて説明します。

たしかに、下半身には大きな筋肉があるので、下半身を動かすことで代謝が活性化します。また、ふくらはぎのポンプを働かせて血流がよくなれば、生活習慣病の予防にもつながります。足腰を鍛えることで、転倒防止、寝たきり防止にもなるでしょう。

でも、上半身を動かすことを忘れていたら、不快な症状は残ったまま。

最近では「歩きましょう」「スクワットをしましょう」などとよく言われるので、下半身を動かすことは意識されている方が増えているように感じます。でも、上半身のほうを忘れてはいけません。

上半身を動かすと体調が変わります。そうすると、全身を動かしたくなってくるもの。

どうせなら、快適に長生きしたいですよね。この「快適に」を左右するのが、上半身なのです。

「ET上体」が増えている

外来診療を行っていると、毎日10人ほどは、上半身の問題からくる不調で悩んでいる方がやって来られます。

上半身の問題とは何かというと、ずばり「姿勢」です。ご本人は上半身の姿勢が不調の原因とは思ってもいらっしゃいませんが、姿勢を直すと不調がとれることはよくあるのです。

では、理想的な姿勢とは、どんな姿勢でしょうか。

立った状態を横から見たときに、頭のてっぺん、耳、肩、太もも、膝、くるぶしが、一本のライン上に並んでいる状態です。

そして、首から腰にかけてのライン、つまりは背骨がゆるやかなS字を描いている状態。もう少し具体的に説明すると、首の骨（頸椎《けいつい》）は前方に、胸の部分（胸椎）は後方に、腰の部分（腰椎）は前方にそれぞれゆるやかなカーブを描いているのが理想的な姿勢です。

ところが、診察室にいらっしゃる患者さんのなかには、**顔が前に出て、肩が丸まり、猫背――という、理想的な姿勢からかけ離れた方が結構いらっしゃいます。そういう方はたいてい首の湾曲がなくなって、いわゆる「ストレートネック」になっています。**

この姿勢が、不調をつくり出すのです。

こうした姿勢のことを、私は**「ET上体」**と呼んでいます。

スピルバーグ監督のあの映画のETです。ちなみに私は「E.T.」が上映された当初、予告か何かでETの画像を見たとき、てっきりホラー映画だと思っていました。恐る恐る映画館に行き観てみたら、思いのほかハートフルな映画で、びっくりするとともに感動したことを覚えています。

というのは余談ですが、ETって、首がまっすぐで猫背で顔がちょっと前に出ているようなイメージですよね。まさに悪い姿勢の見本のようなもの。それで、ETのような状態になっている上半身（上体）のことを、「ET上体」と呼んでいます。

ET上体になっているのは、診察室にいらっしゃる患者さんだけではありません。ふだん街を歩いていてもよく見かけます。ET上体の人は、最近、とても増えています。

その原因のひとつが、座りっぱなしの生活でしょう。

長時間デスクワークをしていると、だんだん顔が前に出て背中が丸まってきませんか？

また、ここ数年ですっかりスマートフォンが普及して、電車に乗れば、ほとんどの人がスマホを操作しています。**このスマホも、姿勢を悪くする人が急増している原因といわれています。**

というのは、スマホを使うときには、まさにETのように顔だけ前に出たり、うつむいて画面をのぞき込んだり、不自然な姿勢になりやすいのです。長時間スマホを操作しているとストレートネックになりやすいので、ストレートネックのことを**「スマホ首」**と呼ぶこともあるほど。

なおかつ、座りっぱなしの生活をしていると、つい楽な姿勢をとってしまうため、上半身の筋肉が衰え、ますます姿勢は悪くなります。そうして、ＥＴ上体がつくり上げられてしまうわけです。

そういう意味では、ＥＴ上体は、座りっぱなしの生活がつくり上げる姿勢と言えます。

上半身の老化は若くから始まっている

猿人→原人→旧人→新人→現代人という人類の進化の過程を示したイラストを一度は目にしたことがあると思います。猿人は猫背でちょっと顔が前に出ているイメージで、新人になるとスッと背筋が伸びてきます。

思えば、「ET上体」にいちばん近いのは、はるか彼方の祖先である猿人ではないでしょうか。

人類の進化の過程で脳が大きくなるのに伴い、その重たい脳を支えるために直立二足歩行になっていったといわれますが、現代人はというと、まるで猿人の時代に戻ったかのような姿勢になっています。

ある意味、退化してしまっているというか、形から老化してしまっています。

しかも、その老化は、かなり早い年代からはじまっています。

私のクリニックは、妻が小児科医で小児科も標榜しているので、お子さんもよくいらっしゃるのですが、**小学生にしてすでにりっぱなメタボという子も増えていますし、すっかり背中が丸まっている子も多いです。**

総じて、子どもたちの姿勢は悪くなっているように感じます。シルエットだけを見たら、まるでおじいちゃん、おばあちゃんのよう。北斗の拳のケンシロウの決めゼリフではありませんが、「お前はすでに老けている」という子どもたちの多いこと。

外で遊ぶ機会が減り、室内でじっと座ってゲームをしたり、スマホやタブレットを見たりする時間が増え、姿勢が崩れてしまっているのでしょう。そして、大人と違って関節や筋肉はやわらかいにもかかわらず、肩こりや腰痛を抱える子どもも増えています。

ET上体という上半身の老化は、すでに小学生からはじまっているのです。そのまま大人になってしまったら、加齢とともに不調が積み重なっていくことは想像に難くないですよね。まずは、自分の上半身が老化していないか、気づくことが大切です。

あなたは大丈夫？「ET上体」をチェック

自分では大丈夫と思っていても、客観的にみると、かなりのET上体だったりしますので、ここでしっかりチェックしておきましょう。

まずは、壁を背に、姿勢を正して立ちます。このとき、頭の後ろ、両肩、お尻、かかとの4点は壁についていますか？　両肩と壁の間にどうしてもにぎり拳1つ分以上のすき間が空く人は、すでにET上体です。

次に、壁を背に立ったまま、ビルの5階を見上げるように顔を上げてください。このとき、応援団のように体を反らせ、お尻が壁から離れてしまう人も、ET上体です。

さらに、前述の4点を壁につけたまま、顎を引いて下を向いてください。下を向こうとしても床が見えないという人も、ET上体になっています。

あなたは「ET上体」？　セルフチェック

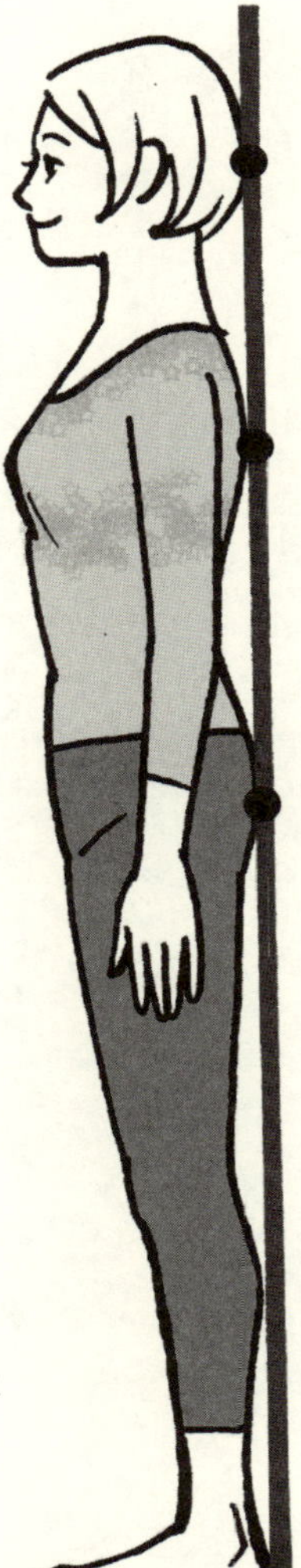

壁を背にして立つ。

・かかと
・お尻
・背中（肩甲骨の下部）
・後頭部

すべてが壁につけばOK。

後頭部が前に出ていると
「ET上体」です。

なぜ不調を招くのか？

ＥＴ上体の人は、肩こり、腰痛、頭痛、めまい、うつ……など、検査では原因を説明することのできない体調不良を招きやすくなります。いわゆる不定愁訴です。

なぜ、ＥＴ上体になるとさまざまな不調を呼ぶのでしょうか。

私たちの頭は、ボウリングの9〜10ポンドのボールと同じくらいの重さがあります。9ポンドは4・1キロ、10ポンドは4・5キロほどです。

ボウリングの投球前の構えのとき、どうやってボールを持ちますか？

必ず、肘を曲げて上腕は床と垂直にしていますよね。肘を伸ばして前腕が前に出てしまっていたら、とても重く感じるはずです。「垂直」に比べて、同じ姿勢でキープできる時間は相当短くなるでしょう。

頭が前に出ているET上体の人は、上腕を上体に対して60度くらい前に出してボールを持ったときと同じように、肩、首、頭、背中、肩甲骨まわりのすべての筋肉に余計な力がかかってしまうわけです。そうすると、それらの筋肉が慢性的に緊張してしまいます。この過度な緊張こそが、さまざまな不調を呼ぶ原因です。


筋肉が緊張していると、血管にも負担がかかります。


たとえば、首が前に出ていると首を通っている血管までもが引き伸ばされ、また凝り固まった筋肉によって圧迫されます。それだけでも十分に血行不良の原因になりますが、スマホやゲームでうつむいた姿勢をとり続けていると、血管は圧迫された状態で曲げられるわけですから、より血行が悪くなります。

私は、「ホースは無理に曲げてはいけないんですよ」と、患者さんにはよくお伝えしています。水を出しながらホースを曲げすぎると折れてしまい、水は止まってしまいますね。同じように血管も、圧迫したり曲げたりしたら血流が悪くなります。

そして、首まわりの血行が悪くなると、肩こり、首こり、頭痛を引き起こし、よりひどくなると、手のしびれ、めまいといった症状が出ることもあるのです。

また、首だけではありません。**首が前に出ると連動して背中も丸まりますが、そうすると、胃や腸が圧迫されるので胃腸の不調も起こしやすくなります。さらに、猫背になっていると息も深く吸いにくいので、ちょっとしたことで息苦しくなったり、息切れしたり、疲れやすくなったりもしやすい。**

こうしたさまざまな不調や痛みがストレスになって、うつっぽくなったり、自律神経が疲れたりすることもあります。

こうして、不調が不調を呼ぶという「不調サイクル」がまわってしまうのです。

◆不定愁訴は医者にいちばん嫌がられる

ＥＴ上体が招いた不調サイクルは、検査では原因を証明できないので、医者に症状を訴えても「異常はありませんね」で終わってしまうことも。医者としては、検査をしても原因がわからないので「異常なし」以上のことを言えないのです。

そこで、患者さんが「でもツラいんです。どうしてこういう症状が出るのでしょうか?」

としつこく聞けば、正直なところ、医者から嫌がられることが多いと思います。そして、「年のせい」で済まされるか、「精神的な問題かもしれませんね」と、精神科を紹介されてしまうことも決して少なくはありません。

でも、痛みや不調の背景にストレスや精神的な問題がある場合は、抗うつ薬や漢方薬を飲むことで良くなることもあります。実際、うつ病から疲れやすくなったり体の痛みやしびれを感じやすくなったりすることは確かにあるのです。

ただその一方で、前述したようなＥＴ上体が招いた不調であれば、その根本原因である上半身の姿勢を正せば、不調サイクルから抜け出すことができます。

前者の薬を使った治療は医者に頼るわけですが、後者のほうは医者には治すことはできません。自分でＥＴ上体を改善するしかありません。

もちろん、痛み止めや漢方薬、抗うつ薬などを飲みながら、自分でもＥＴ上体を改善する努力をするというように、同時並行でもいいでしょう。そのうちに、薬がいらなくなることもあります。

原因不明の頭痛、肩こり、めまい、うつ……

ひどい頭痛と肩こり、首の痛み、めまい、うつに悩まされ、大きな病院を3か所も回ったあと、私のクリニックにいらした患者さんがいました。

血液検査や、CTやMRI、超音波（エコー）などのひととおりの画像検査を受け、トータル10万円ほどかけていろいろと調べてもらったものの、結果は「異常なし」で、原因がわからなかったそうです。

「異常なし」と言われても、不調は抱えたまま。それで困り果てて、私のところにいらっしゃったのです。困っている症状のこと、これまで受けた検査のことをひととおり聞き、検査結果も見せてもらい、最終的に私が体調不良の原因と考えたのが、姿勢でした。

頭痛やめまいといった症状は、くも膜下出血や脳挫傷、慢性硬膜下血腫などの脳の病気、あるいは耳や目の異常などが隠れていることがときにあります。ですから、大きな病院では、そうした重大な病気が隠れていないかどうかを調べ、「ない」という診断だったわけです。これは、必ず必要な診断です。

でも、「重大な病気ではありません。検査結果も、とくに異常はありません」だけでは、まだ患者さんの悩みは解決しません。不調は変わらず残っているわけですから、患者さんとしては納得も安心もできませんよね。

そこで、重大な病気ではないのなら原因は何なのかを考え、その患者さんの全体をみて「もしや」と思ったのが、姿勢だったのです。

その方も、典型的なＥＴ上体でした。

それで、「もしかしたら、姿勢が不調を呼んでいるのかもしれません」と伝え、ＥＴ上体を改善するための体操（3章でお伝えします）を教え、5分ほどかけて、その場で一緒にやってもらいました。そうしたところ、それまで悩まされていた頭痛や首の痛み、めまいといった症状が本当にやわらいだというのです。

その患者さんは、**「10万円かけてもなにも原因がわからなかったのに、千円足らずで解**

決しちゃった」と、とても喜んでくださいました。

「千円足らず」というのは、初診料です。初診料はいま2820円ですが、患者さんご自身が支払うのはその1〜3割です。その方は3割負担だったので846円でした。

保険診療というのは、検査をしたり、薬を出したりすれば、その分、「診療報酬」という形で医療機関にお金が入ります。でも、検査では原因がわからない不調が何からきているのかを見極め、患者さんに本当に納得してもらい、患者さんの体調や気分を良くするために必要な「話を聞く」こと、「患者さん自身をしっかりみる」ことは特別には評価されていません。そこにかなりの時間と手間をかけても、それに見合ったお金は発生しないのです。

そのため、「異常はありません」だけで解決策を伝えないまま終わってしまう医療が多いのかな、とも思います。

◆痛み止めがコリ、痛みをつくる!?

また、姿勢や座りっぱなしの生活とは関係ありませんが、別の患者さんでは、ひどい頭痛や肩こりの原因が痛み止めの薬だったということがありました。「肩こりと頭痛が治らない」とおっしゃる患者さんがいて、話をうかがうと、頭痛と肩こりががまんできないので習慣的に市販の痛み止めを飲んでいるとのこと。

痛み止めの薬で胃が荒れることがあるというのは、耳にしたことがあるでしょう。

ただ、胃が荒れると肩こりや頭痛を訴える人がいることはあまり知られていません。

なぜ胃が悪くなると肩が凝ったり頭痛になったりするのか、その理由ははっきりとはわかりません。でも、多くの患者さんを診てきたなかで、**胃が悪い方はだいたい肩が凝っていたり、頭痛があるのです。**

つまり、その患者さんの場合、頭痛と肩こりをやわらげるために飲んでいた痛み止めの薬が、かえって頭痛と肩こりをつくっていたわけです。

この方の場合も、いただいたのは初診料のみで、「もしかしたら、痛み止めの薬が原因かもしれません」と伝え、薬をやめて上半身の運動をしていただくことですっかり良くなりました。

もちろん、すべての不調が薬いらずというわけでは決してありません。薬が不調をつくることもあれば、自分で治せる不調もあるということをぜひ知っていただきたいと思います。

この本では、その方法をお伝えしたいと思っています。

マッサージが新たなコリを生んでいた!?

肩こり、首こりといえば、マッサージを受けに行く人も多いですよね。私も、以前は肩こりがひどかったので、整骨院（接骨院）や整体院、リラクゼーションサロンなど、よくマッサージ店のお世話になっていました。

やってもらった直後は「スッキリした！」「ラクになった！」「癒された！」と感じるのですが、**家に帰りつくころにはもう肩が凝っていたり、翌日に筋肉痛のような痛み、いわゆる揉《も》み返しが起こっていたりすることはありませんか？**

マッサージが気持ちよいのは、血行が良くなるからです。リンパの流れもよくなり、痛みや詰まりの原因となる老廃物が流れていくため、スッキリする。そういう意味では、マッサージの効果はあります。

ただ、ぐっと押されると、その部分が傷ついてしまうことがあります。外的刺激によって筋肉が挫滅してしまうのです。ちょっと痛いくらいの強めのマッサージが好きな方は少なくありませんが、そういう方はなおさら、筋肉を傷つけている可能性があります。**そしてマッサージによる挫滅が、疲労やケガと同じ現象を生み、痛み物質や健康障害を引き起こす。だから、しばらくするとまたマッサージを受けたくなるのでしょう。**

マッサージ通いは、それを繰り返しているようなもの。じつは筋肉を傷つけて、新たなコリをつくっているわけです（ここはぜひ誤解しないでいただきたいのですが、すべてのお店や施術をする方がそうだということではありません。施術する方の腕にもよるし、お店にもよります）。

ところで、接骨院や整体院などに行って、「ここ（骨盤だったり背骨だったり）が歪《ゆが》んでいます。この歪みが不調につながっているので、矯正しましょう」などと言われたことはありませんか？

それらしき説明をされながら施術を受け、ときにはボキボキッと音を鳴らしながら体を動かされたりすると、「矯正できたかな?」「骨の歪みがとれてラクになるかな?」と期待するかもしれません。

でも、一度の施術で骨そのものを変えられるわけがありません。

骨を支えている筋肉を、自分で意識して動かして姿勢を変えていかない限り、慢性的なコリや痛みは消すことができません。

考えてもみてください。整体や整骨といった外的刺激で一瞬にして骨格を変える、骨格の歪みをとるというのは、無理があると思いませんか。むしろ、無理に動かそうとするとダメージを受けるのが私たちの体なのです。

ET上体の特徴のひとつであるストレートネックは、首の骨の湾曲がなくなってしまった状態ですが、これも、誰かの手で力を加えて戻すというのは無理があります。

◆骨を引っ張り上げる筋肉を目覚めさせよう!

できることは、骨を引っ張り上げる筋肉、骨を正しく支えてくれる筋肉を目覚めさせるということ。筋肉でたえず矯正するのです。

筋肉で正しい形、正しい姿勢をつくり、血流が滞らないようにすることが大事です。**自分で筋肉を動かし、血行を促進すれば、体が傷つくことはありません。**他人の指や肘などでぐりぐりと押されると、どうしても周囲の組織が傷ついてしまう。

と、こう書きつつ、じつは私も疲れた体を癒したくなって、先日ホテル滞在中に、久しぶりに1時間ほどマッサージを受けたのです。ところが、その場ではスッキリしたものの、やっぱり揉み返しがきて数日間痛みが残ってしまいました。失敗したなと思い、疲れたときほど自分で体を動かそうと反省したばかりです。

3章、4章でエクササイズを紹介していますので、みなさんも、凝っているときには自分で動かす、自分で整えるということをぜひ試してください。

頭が痛いときには形から治す

ところで、頭が痛いとき、無意識のうちに、ロダンの「考える人」のようなポーズをとってしまいませんか?

ちょっとうつむき加減で、手で頭を支えて、背中を少し丸めて――。

このポーズ、もうおわかりだと思いますが、いちばんいけないET上体にとても近いのです。頭が痛くてこのポーズを無意識にとってしまうのだとしても、このポーズでいる限り痛みはとれません。むしろ、頭痛を強める可能性さえあります。

「なんだか頭が痛い」「頭が重たい」というときには、騙《だま》されたと思って、まずは「形＝姿勢」を変えてみてください。

背筋を伸ばして、肩甲骨を寄せるように胸を開く。そうすると、血行が良くなるので、頭の重さ、だるさ、痛みがちょっとやわらぎます。

映画「E.T.」で、ETが主人公エリオットの妹とはじめて対面したシーンを覚えていますか？

びっくりしたETがぐーっと背筋というより、首を上に伸ばす。あのときのETをイメージして背筋を伸ばしてみてください。

あの瞬間、ETの肩こり、頭痛はすっかり治ったのではないでしょうか。というのは冗談ですが、なにかに取り組むときに、よく「形から入る」といいますよね。頭痛や肩こりを治すときにも、形から入るということがじつは有効です。

「ET上体」のまま歩いていませんか？

ここまで上半身の老化であるET上体がいかに不調を招くか、ということを説明してきました。なぜこれほどまで「上半身」を強調するのかというと、上半身のことをすっかり忘れている人が多いからです。

「座りっぱなしが悪い」と聞いて歩くように心がけるようになったとしても、上半身のことをすっかり忘れている人は、ET上体のまま、猫背のまま歩いてしまっています。繰り返しになりますが、それでは不快な症状は消えません。

「ヨガをしています」「週末、ウォーキングをしています」という、一見、健康的な人のなかにも、ET上体の人は結構います。

その姿勢が習慣になると、自分ではなかなか自覚しづらいのでしょう。たとえばラジオ体操をしながら腕を一生懸命振り上げても、首は前に出たままだったり、足踏みをしても背中は丸まったままだったり……。おそらく、手や足を動かすことは意識しても、首や背中の筋肉についてはほとんど意識しないのでしょう。

せっかく体を動かしているのに、動かしたい場所が動かせていないのですから、もったいないなと思います。

立っていてもET上体のままというのは、立ち仕事でも同じです。

座りっぱなしの生活を改めるために、デスクワークの人がスタンディング・デスクを使って立って仕事をするようになったとしましょう。でも、顔は前に出て背中は丸まったままだったら、かえって肩こり、首こり、腰痛などのもと。ただ立ち上がればいいわけではありません。

そもそも座って仕事をしているときに、いい姿勢をキープできない人が、立ったまま、いい姿勢をキープできるかというと、難しいのではないかなと思います。

上半身が健康だと「歩こう」と思える

そもそも上半身が不健康で不調があれば、「座りっぱなしがよくないんですよ」といくら言われても、「よし、歩こう！」という気にはなかなかなれないのではないでしょうか？

診察室で患者さんに「運動もしてくださいね」「歩いてくださいね」とアドバイスすると、「でも……」のあとに、よく挙がるのが次の3つの症状です。

「腰が痛くって……」
「どうも肩こりがひどくって」
「なんだか背中が痛いんです」

「わかる、わかる」と思った方はたくさんいらっしゃるでしょう。

たとえ下半身が健康でも、上半身が健康でなければ歩こうとは思えませんよね。ET上体のまま歩いても、不調はそのままですから、歩くモチベーションを保つのは難しいと思います。

だから、まずはET上体から卒業して、不調を取り除きましょう！

「膝が痛い」もよく聞く症状のひとつですが、この対処法は、膝を守ってくれる筋肉をつけることがいちばんです（おすすめのエクササイズは4章で紹介しています）。

上半身を動かすだけで「NO」が出る!

同じ姿勢でじっとしていたら血流が滞り、知らず知らずのうちに血管にダメージを与えている、と紹介しました。

血流を促すには、「じっとして動かないこと」をやめる。ただそれだけです。

繰り返しになりますが、座りっぱなしでじっと動かないこと、同じ姿勢を長時間続けることが良くないので、上半身だけでも動かしてあげると変わります。

「本当に、立ち上がらなくてもいいの?」と、思うかもしれません。

こまめに立ち上がったり、こまめに歩いたりできる環境だったら、そうしてください。

でも、

「30分に1回は立ち上がりましょう」

「1時間に1回、数分でいいので歩きましょう」

と言われても、できますか？

現実はなかなか難しいですよね。オフィスでしょっちゅう立ち上がってうろうろと歩いていたら変ですし、「アイツはさぼっているんじゃないか？」と思われて評価を下げられたら困りものです。家でテレビを見ている間も、立ったり歩いたりしながらではドラマのストーリーを追えません。

上半身を動かすだけで十分です。

上半身を動かすだけでも、血管の内側で「NO（一酸化窒素）」という物質が出て、血流を促してくれます。

NOという言葉が突然登場し、「?」と思っているかもしれませんね。NOは、血流を促すうえで欠かせない存在なのです。

NOが体内で何をやっているのかが明らかになったのは、1980年代と比較的最近のこと。発見したルイス・イグナロ教授は、ノーベル医学生理学賞を受賞しました。それだけ画期的な発見だったわけです。

では、NOは体内でどのような働きをしているのでしょうか。

血管にとってとてもありがたい複数の働きをしているのですが、なかでもわかりやすいのが、**「血管を広げて血流をよくし、血圧を安定させる」**ということ。

だから、座りっぱなしで血流が滞っているときこそ、NOをバンバン出したいのです。

◆座ったままでもNOは増やせる

NOは体内でつくられます。

どういうときにつくられるかというと、血管内を血液が流れる刺激で分泌されます。つまり、血流がよくなるとNOの分泌も増えるのです。

「え？」と思ったかもしれません。

血流が滞っているからNOを出したいわけですが、血流が滞っているときというのはそもそもNOが出にくい。だから、先に血流をよくしなければいけないわけです。なんだか堂々巡りのようですが、大丈夫です。

手や足を動かすように、自分の意思で血液の流れを変えることはできませんが、ごくごく簡単に血流をよくする方法があります。

それが、体を動かすということです。それも激しい運動ではなく、適度に体を動かすこと。

たとえば、長時間同じ姿勢で座っていたあと、ぐーっと両手を上に伸ばしてノビをするだけでも気持ちいいですよね。体がほぐれるようなスッキリ感があります。

それは、滞っていた血流がスムーズに流れだし、全身の隅々の細胞に酸素と栄養が届けられ、老廃物の回収も滞りなく行われた証しです。

血流がよくなると同時にNOの分泌も増え、血管がしなやかに開いてさらに血流がよくなっています。

座ったままでも上半身を動かすだけで、血流はよくなるのです。

そして、座りっぱなしが招く害から逃れることができます。

次の章では、座りっぱなしでじっとしている生活を続けていると、どんな病気や障害を招くのか、ご説明します。

その前に座りっぱなしの生活のなかでもできる効果的なエクササイズ――診察室で患者さんにもお伝えしている方法です――が知りたい方は、3章へお進みください。

2章

「じっと動かない」生活が体も心も老けさせる

「座りっぱなしで動かない」リスクはタバコに匹敵!?

いろいろな病気の要因になる生活習慣として、よく知られているのが「喫煙」です。肺がんや咽頭がんをはじめとしたがん、脳卒中、心筋梗塞、慢性閉塞性肺疾患（COPD）、肺炎、ぜんそく、糖尿病、骨粗しょう症……と、全身のさまざまな病気の原因になったり、悪影響を及ぼしたりすることが知られています。

タバコのパッケージにも、こうした健康被害に関する警告が大きく書かれていますし、いまでは禁煙治療を保険診療内で受けることができるようになり、「健康のために」と禁煙される方も増えました。

ただ、タバコをやめた代わりに、立ち上がって歩くことがなくなり、座りっぱなしでじっとしている時間が長くなったとしたら、新たな害を招いている可能性があります。

座りっぱなしでじっとしている生活は、タバコの害と同じくらい、体と心に悪影響があることがわかってきたのです。

たとえば、ある研究では、**「60分間座りっぱなしだと血流が70％も低下する」**と報告されています。別のある研究では、90分間同じ姿勢で座り続けていると、膝の裏の血流が50％も低下しました。

これは、タバコを吸うのと同じレベルの悪影響なのです。

少し前になりますが、2002年にWHO（世界保健機関）は、「座りっぱなしの生活が世界の死因と障害の10大要因の一つとなる可能性が高い」と伝え、警鐘を鳴らしました。

さらに、こう指摘しています。

「座りっぱなしの生活は、タバコや不健康な食事とともに、心血管疾患や糖尿病、肥満などの病気を急速に増やす原因となっている」

タバコがさまざまな病気の原因になったり悪影響を及ぼしたりするのと同じように、「座りっぱなしでじっとしている」生活も、さまざまな病気とかかわっています。具体的にどのようにかかわっているのか、一つひとつ、説明しましょう。

〈血管病……動脈硬化、心臓病など〉

NO力を弱める生活が血管病を引き起こす

ひとつめは、血管にまつわる病気です。

血管が老化して動脈硬化が進行すると、心筋梗塞や狭心症、脳梗塞や脳出血といった重大な病気を引き起こすリスクが大きくなる、ということはみなさんご存知でしょう。

この動脈硬化のはじまりは、血管のもっとも内側にある**「血管内皮《ないひ》細胞」**が傷つけられることからはじまります。

血管内皮細胞について説明するにあたって、血管の基本を簡単におさらいしましょう。

血管には、「動脈」「静脈」「毛細血管」の大きく3種類があります。心臓から出た血液を末端まで運ぶのが、**動脈**。血液を心臓に送り返すのが、**静脈**。動脈の終わりと静脈の終わりを結ぶ、網目状の細い血管が**毛細血管**です。

〔動脈〕

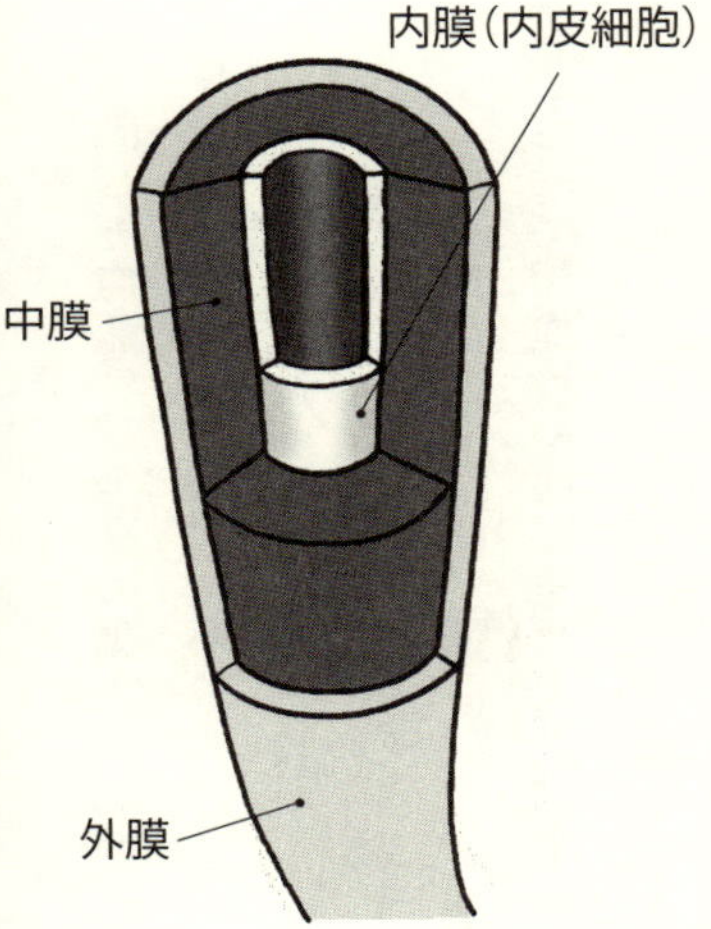

〔静脈〕

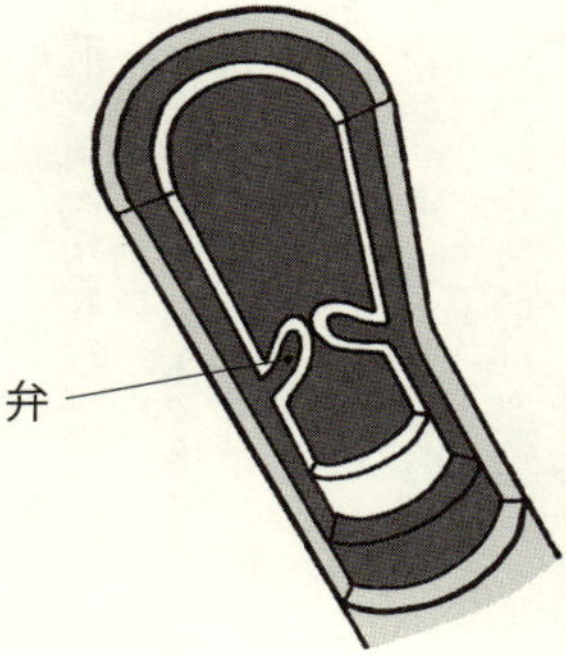

〔毛細血管〕

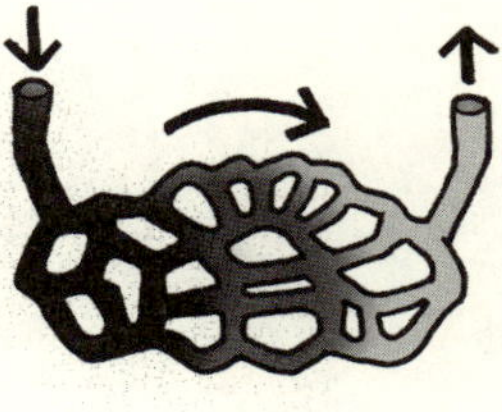

心臓から飛び出した血液は、全身の動脈を駆け巡って、酸素や栄養を届け、代わりに二酸化炭素と老廃物を回収して、静脈に乗り再び心臓に戻ってきます。

血管のうち、動脈と静脈は内側から「内膜」「中膜」「外膜」という3層構造になっています。いちばん外側にある外膜は、外からの衝撃や圧力から血管の内部を守るためのバリアのようなもの。まんなかの中膜は、弾性繊維と平滑筋という筋肉組織でできていて、血管を収縮・拡張させて、血流や血圧をコントロールしています。

そして、いちばん内側で血液と直に接するのが内膜で、この内側にびっしりと並んで、血管若返りのカギである「NO」を分泌したり、血圧を調整したり、血管の炎症をおさえたり大活躍しているのが、血管内皮細胞です。ちなみに、毛細血管は、血管内皮細胞が敷き詰められた内膜のみの1層構造になっています。

さて、**NO**については、1章の終わりで紹介しました。血管を広げて血流をよくし、血圧を安定させてくれるのでしたよね。そのほか、NOは傷ついた血管を修復する役割ももっています。血管内に生じた炎症やコブを修復し、動脈硬化の進行にストップをかけてくれるのです。なおかつ、血小板が集まって血栓をつくるのを防ぎ、血管が詰まる原因を取り除く働きも。いわば、NOは血管のメンテナンス係のようなもの。

血管内皮細胞が傷つけられると、NOの分泌も減り、ますます血管内皮細胞の障害が進んで、血管は老化していく……という負のスパイラルに陥ってしまいます。

◆「動かない」ことで失っているもの

私の専門は循環器（血管や心臓）なので、つい血管についての説明が長くなってしまいました。では、座りっぱなしでじっとしている生活を続けていると、血管内皮細胞やNOにはどんな影響があるのでしょうか。

3時間じっと座り続けていただけで、血流が滞り、血管の拡張反応が50％も低下したという実験結果のこと（28ページ）、覚えていますか？　これはまさに血管内皮細胞がNOを分泌する力が低下し、血管をしなやかに開く力が弱まったことをあらわしています。

そもそもNOは、血管内を血液が流れる刺激で分泌されます。そのもっとも効果的な方法が、筋肉を動かすということ。

筋肉を動かすと、酸素や栄養が消費されます。体はそれを補うために心拍数を増やして多くの血液を全身の細胞に送り出す。このときに、筋肉から「ブラジキニン」という物質

血管が詰まる病気

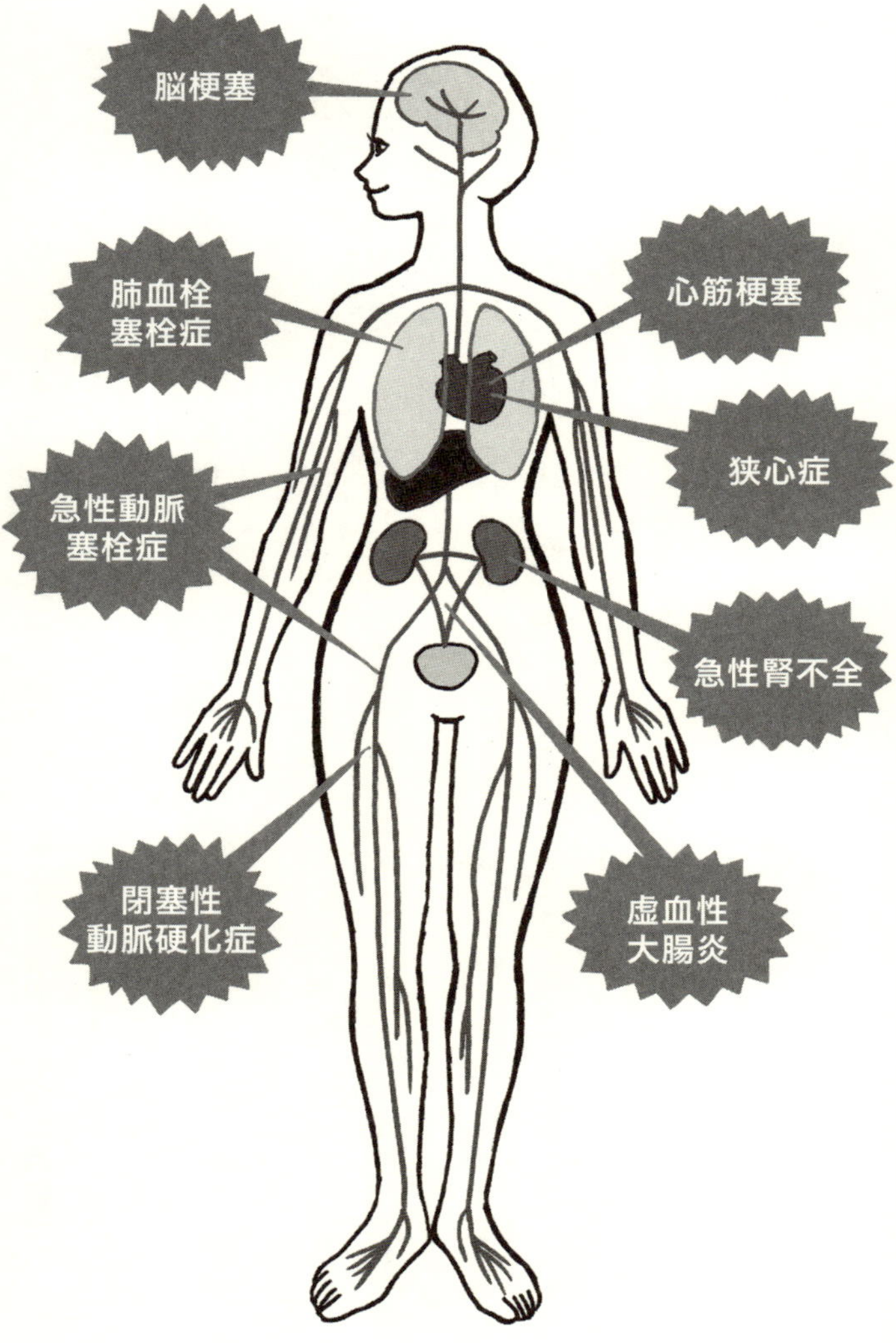

血管が切れる病気

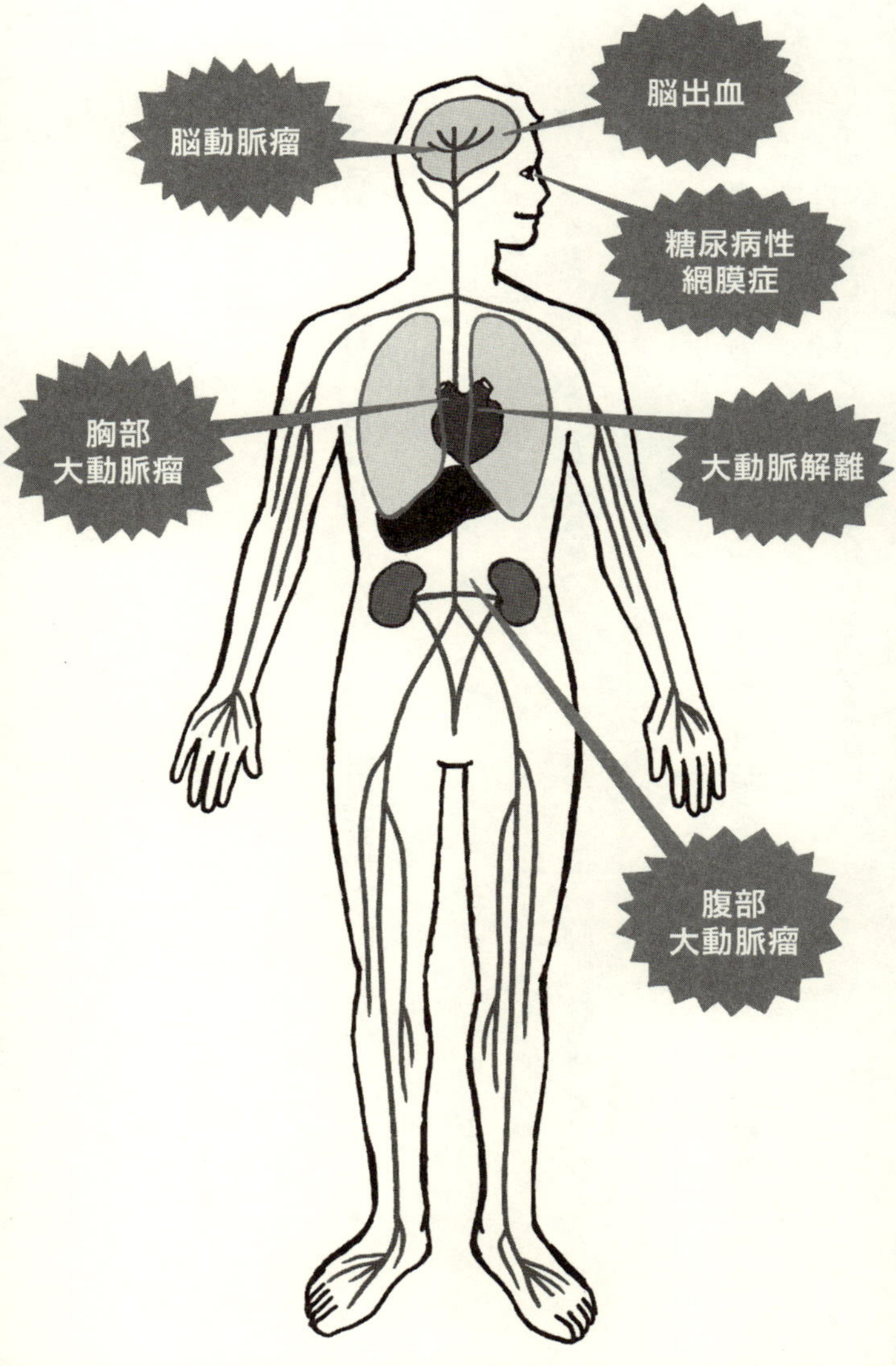

が放出され、それが血管内皮細胞を活性化させてNOの分泌を増やすのです。

じっと動かずにいるということは、その機会をみすみす失うということなのです。

座りっぱなしでじっとしている生活というのは、血管若返りのカギであるNO力を弱める生活とも言えるのです。

◆次々と報告される「座りっぱなしで動かない習慣が血管病を増やす」

NO力が弱まり、血管の老化が進めば、さまざまな病気を引き寄せてしまいます。

NO力が低下することがその原因かどうかはハッキリとは言えませんが、座りっぱなしの生活を続けていると、次のような血管病のリスクが上がることが国内外の研究でわかってきています。

- **座っている時間が長い人は、血糖値やコレステロール値が高くなりやすく、心臓病や糖尿病に陥りやすい**
- **座っている時間が長い人ほど、動脈硬化のリスクが高い**

・座っている時間が長くなればなるほど、心臓発作のリスクが上がる

また、かなり前の調査結果にはなりますが、バスの運転手には心筋梗塞や脳卒中などの血管事故が多発する一方で、同じようにバスに乗っている車掌には血管病が少ないという報告もありました。

バスの運転手さんは仕事中、ずっと座りっぱなしでじっとしていますが、車掌さんは動いていることが多いですよね。その差が、血管病の起こしやすさ・起こしにくさにつながったと考えられているのです。

暴飲暴食をするでもなく、タバコを吸うでもなく、ただ座って何もしないことが心臓病などの重大な病気を引き寄せるなんて信じられないかもしれませんが、血流を滞らせ、血管の若返りのカギであり、メンテナンス係であるNO力を下げていることを考えると、ごく当然のことだと思いませんか？

〈認知症〉

いくつになっても脳細胞は増やせる

血流といえば、全身の血流が悪くなれば、脳の血流も低下します。

心臓から送り出される血液の2割弱が流れ、全身で消費される酸素のおよそ2割を消費しているのが、脳。脳にとって血流不足は死活問題なのです。

「座っている時間が長い人ほど、認知症を発症するリスクが高い」

「座っている時間が長い人ほど、認知機能が低下しやすい」

という研究結果も、次々と出てきています。

ある研究では、一日に14時間以上座っている高齢者は、13時間以下の人に比べて、認知機能が低下するリスクがおよそ2倍高かったそうです。高齢者と呼ばれる年代になっても、やっぱり座りっぱなしでじっとしている生活を送っていてはいけない、ということですね。

認知症は、なんらかの病気のために神経細胞が死んでしまって、脳が萎縮し、脳の働きが低下した状態のことです。

脳の神経細胞は加齢とともに、減少していきます。でも、減る一方かというと、そうではありません。海馬などの脳の特定領域には、「神経幹細胞」という新たな神経細胞を生み出す力をもった細胞があり、新しい神経細胞を生むことがわかっています。しかも、「いくつになっても」です。

神経細胞の数を増やすためにもっとも効果的な方法として注目されているのが、運動。実際、週2回以上運動すると、認知症になるリスクが半分になるという報告もあります。

体を動かすことで認知症が治るとまで言い切ることは、まだできません。

でも、認知症の進行を遅らせることができる、認知症の発症リスクを減らせるということは、確かだと思います。

〈エコノミークラス症候群〉

脚にできた血栓が肺の血管を詰まらせる

座りっぱなしでじっとしているときに起こりやすい病気として有名なのが、「エコノミークラス症候群」です。みなさんも、耳にしたことがあるでしょう。

正式には、「急性肺血栓塞栓《そくせん》症」といいます。

座りっぱなしでずっと同じ姿勢でいると、足の血流が悪くなります。そうすると、血液が固まりやすくなり、足の静脈で血液のかたまり（血栓）ができてしまうことがあり、それが、歩き出したことなどをきっかけに静脈から離れて心臓と肺へ。そして、肺の血管を詰まらせてしまうのです。

肺では、二酸化炭素と酸素の交換が行われています。全身から戻ってきた二酸化炭素をたっぷり含んだ血液が、心臓から肺動脈を通って肺に届けられると、酸素と交換されて、酸素をたっぷり含んだ血液となって肺静脈を通ってまた心臓に戻されるのです。

このとき、肺動脈と肺静脈の間でフィルターのような役割をしているのが毛細血管で、無数の毛細血管が肺を覆っています。

ところが、エコノミークラス症候群では、固まった血液が〝二酸化炭素と酸素の交換場所〟にたどり着く途中で詰まってしまうので、一気に呼吸困難に陥ります。

エコノミークラス症候群を発症した患者さんの血管を見ると、肺動脈がべっとりと詰まり、肺の血管の形のまま詰まってしまっているのです。

「エコノミークラス症候群」という名前で知られているので、「飛行機に乗ったときに起こる病気」と認識している方もいるかもしれませんが、決してそうではありません。

この病気の原因は、長時間、同じ姿勢でじっとしていること。ですから、デスクワークの人などにも起こることが知られています。

座りっぱなしでじっとしている生活もまた、〝プレ・エコノミークラス症候群＝エコノミークラス症候群予備軍〟なのです。

〈冷え性、閉塞性動脈硬化症〉
血流の低下が手足を冷やし脚の血管を詰まらせる

手足の冷えで悩んでいる人は多いと思います。冷え性も、座りっぱなしでじっとしている生活と切っても切れない関係にあります。

座りっぱなしでじっと動かない生活をしていると血行が悪くなるので、温かい血液が末端まで十分に届かず、手足が冷えてしまうのです。

冷えは、悩んでいる人の多い「よくある症状」だけに、あまり重く受け止めていない方も多いかもしれません。

でも、かなり怖い冷えもあります。「閉塞性動脈硬化症」です。

これは、お腹から脚へとつながる血管の動脈硬化が進行し、血管の内腔が狭くなったり詰まってしまったりする病気です。重症化すると、歩くと足がしびれたり痛みが出たりして歩きにくくなり、さらに重症化すると何もしなくても痛みが出るようになり、もっと重症化すると、足の指などが血流障害によって壊死《えし》し、最悪の場合、足の指を切断しなければいけなくなることもあります。

さらに、**動脈硬化というのは全身で同時多発的に進行しているものなので、脚の動脈硬化が進んでいる閉塞性動脈硬化症の患者さんは、心筋梗塞や脳卒中などを起こすことも多いのです。**このことも、閉塞性動脈硬化症の怖さのひとつ。

そして、**この閉塞性動脈硬化症で最初にあらわれる症状が、「脚の冷え」です。**

私の患者さんで、イラストレーターのお仕事をされている方がいました。仕事柄、座っている時間が長く、締切り間近には一日外出することなく、起きている時間はほとんど机の前に座っているような生活を送っていたそうです。タバコも吸っていました。

そうした生活を続けていたところ、脚の動脈硬化が進行し、閉塞性動脈硬化症になってしまったのです。私のクリニックにいらしたときには、すでに脚の血管が詰まりかけていて、**「間欠性跛行《はこう》」**という症状があらわれていました。

間欠性跛行は、ある程度進んだ閉塞性動脈硬化症にあらわれる、典型的な症状です。

100メートルほど歩いたら、脚の筋肉が硬直したり痛んだりして歩けなくなり、少し休むと症状が取れて歩けるようになる――というのを繰り返すのです。

閉塞性動脈硬化症の人というのは、動脈硬化が進んで、脚の血流が悪くなっています。歩くと、筋肉を動かすためにより多くの酸素を必要とします。ところが、酸素を運んでくれる血流が悪くなっているために酸素不足に陥り、筋肉の硬直や痛み、しびれといった症状が出てしまうのです。でも、しばらく休むと血流が追いついてきて、また歩けるようになります。

つまり、安静にしている分にはなんとか血流は保たれているけれど、歩いたり体を動かしたりすると対応できないほど、脚の血流が低下しているということ。

血流障害が重症化すると、血管の迂回《うかい》路をつくったり詰まった血管を広げたりする手術が必要になることもあります。

◆歩くことで新しい血管ができる！

その患者さんは、この間欠性跛行という症状があらわれていたので、「もしかしたら手術が必要になるかもしれない」と思い、専門の病院に紹介するとともに、「休みながらでいいので、毎日歩いてください」と伝え、「少し歩いて、痛くなったら休み、痛みが取れたらまた歩く」ということを繰り返してもらいました。

「歩くと痛みが出るのに、歩いたほうがいいの？」と、不思議に思ったかもしれません。**でも、筋肉を使うとより酸素が必要になるので、「新生血管」といって、新しい血管が生まれるのです**。人間の体というのは、すごいですよね。

おおもとの太い血管が詰まっても、なんとか血流を保てるように、細い迂回路をたくさんつくってくれるのです。

毎日がんばって少しずつ歩いた患者さんは、結果的に手術を免れることができました。いまでも外来に通って、動脈硬化予防や高血圧の治療のために薬は飲んでもらっていますが、そのほかの生活習慣病も防ぐことができました。

座りっぱなしでじっとしている生活から脱却して、手術や脚の切断、そのほかのいろいろな病気から免れることのできた患者さんのおひとりです。

〈肩こり、腰痛、頸椎椎間板ヘルニア、変形性頸椎症〉

首、腰への負担が痛み、しびれ、変形を生む

座りっぱなしでじっとしていたら、首や肩が凝ることは、言うまでもありませんよね。おそらく誰しも経験があるでしょう。

1章でも、座るときの姿勢の悪さ（ET上体）が血管に負担をかけて血流を滞らせ、筋肉を固まらせてしまうということを書きました。

首こり、肩こりを感じたら、凝り固まった筋肉を動かすことがいちばん。とくに肩甲骨まわりの筋肉をストレッチするのが効果的です。具体的な方法については、3章でお伝えします。

腰痛も、みなさんお察しのとおり、姿勢が大いに関係しています。一般的に、腰にかか

る負担やストレスに筋肉が耐えきれなくなり、こわばったり損傷したりしたときに腰痛が起こります。

つまり、腰痛があるということは、

- **腰にかかっている負担やストレスが大きい**
- **それを支える筋肉が弱い**

のいずれか、もしくは両方です。

では、何が腰への負担やストレスになるかというと、主な原因は、

- **長時間同じ姿勢をとり続けること**
- **無理な体勢で作業をしたり重いものを持ったりすること**
- **ET上体のような姿勢の悪さ**

です。

それから、肥満も腰への負担を増やします。肥満は自分で自分に重い荷物を常に乗せているようなもの。腰に痛みが出るようなら、ちょっと減らしてあげましょう。

腰の骨を支えている筋肉は、腹筋や背筋などです。これらの筋肉を日ごろから意識的に動かすことも大切です。長時間のデスクワークが原因の腰痛も多いですよね。定期的に腰を伸ばして、凝り固まった筋肉をほぐしてあげると、腰痛予防になります。

腰が痛いと安静にしている人が多いのですが、じっとしていても治りません。激痛でない限りは、動かしたほうが早く治ります。

◆ストレートネックは首の老化を加速させる

ところで、首の生理的なカーブを失った「ストレートネック」のまま、長くいると、首こり、肩こり、頭痛だけではなく、**「頸椎椎間板症《けいついついかんばんしょう》」**や**「頸椎椎間板ヘルニア（首のヘルニア）」**を引き起こすこともあります。

頭は、ボウリングの9、10ポンドのボールと同じくらいの重さがあると書きましたよね。その重たいボールを不自然な形で支えているので、首に余計な負担がかかってしまうのです。

首には7つの骨（頸椎）があります。その骨と骨の間でクッションの役割をしているのが椎間板です。椎間板のまんなかにはゼリー状のもの（髄核《ずいかく》）があり、それで弾力性を保っているのですが、余計な力がかかり続けていると、髄核の水分が少しずつ失われ、クッションの役割を果たせなくなっていきます。これが、頸椎椎間板症です。

さらに、弾力性が失われた椎間板がこわれて飛び出し、近くの神経を圧迫してしまうというのが、頸椎椎間板ヘルニア。

首を通っている神経は、肩や腕につながっているので、手の痛み、しびれといった症状が出ます。

さらにそのまま放置すれば、**「変形性頸椎症」**といって、骨まで変形して、骨が棘《とげ》のようになってしまうことも。ここまでくると、首が動かなくなったり回らなくなったり、手足にしびれだけではなく運動障害まで出てしまうこともあります。

首の骨と骨のクッション役である椎間板がへたってしまうのは、一般的には加齢が原因といわれますが、ストレートネックのような不自然な姿勢を続けていると、上半身の老化をどんどん加速させてしまいます。

〈疲れ、だるさ〉

血管力が低下すると疲れやすい体に

疲れがなかなか抜けない。

なんとなくだるい。

「病気」ではないけれど、「元気」ではない。そうした未病、不調に深くかかわっているのが、血管です。

全身の細胞に酸素と栄養を送っているのが血液であり、血管。そして、各細胞で生じた老廃物や体に有害なものは血液とともに回収され、代謝されたり体の外に排泄《はいせつ》されたりします。

全身の細胞がイキイキと活動できるのは、こうした血液の助けのおかげなのです。だからこそ、血液の流れが滞ると、十分な酸素と栄養が届かず、老廃物の回収もスムーズにされず、疲れやだるさといった形であらわれます。

私は、「疲れやすい、だるい」など、未病、不調のある人は、大なり小なり血管力が低下しているのだと考えています。

繰り返しお伝えしているとおり、長時間同じ姿勢でいると、血流が悪くなります。血管力を上げるもっとも簡単な方法は、体を動かすことです。体を動かし、血管を若返らせてくれる「NO」をバンバン出す。それが、いちばん直接的で効果的な方法です。

体を動かしていないときには、血流も滞っている。

そう肝に銘じて、意識的に体を動かしましょう。

私のクリニックの患者さんにも、薬を使った治療だけではなく、オリジナルの体操を教えて診察室で一緒にやってもらうのですが、血管力が上がると、「疲れにくくなりました」「気づいたら、だるさがなくなりました」とおっしゃいます。

ぜひみなさんも血管力を上げて、疲れ知らずの体を手に入れましょう！

〈うつ〉
メンタルは形から治す

なにかとストレスを抱えている人が多いなか、うつ病やうつ状態で悩んでいる方は増えています。

そのなかには、薬を使った治療が必要な方ももちろんいますが、セルフケアですっかり良くなる方もいます。

たとえば、座りっぱなしでじっとしている生活や姿勢の悪さが血流を悪くし、その結果、肩こり、腰痛、頭痛、疲れ、だるさといった不調を招き、そのことがストレスになってうつ状態やうつ病になっているのであれば、まずやるべきは、上半身を気持ちよく伸ばし、姿勢を正すということです。

「それだけで本当に変わるの？」と思うかもしれませんが、コリ、痛み、だるさといった不調がずっと取れなければ、うつうつとした気分になりますよね。逆に、ずっと悩まされていた不調が消えれば、心も晴れやかになるものです。

「病は気から」といいますが、私は**「気は形（姿勢）から治す」**というのも、有効な方法だと思っています。しかも、薬には副作用の心配がありますが、姿勢を直して良いことはあっても悪いことはありません。

ところで、うつのもととなっているストレスが解消できるものならいいのですが、仕事や人間関係など、自分では解消できないものもありますよね。

そんなときにはどうするか――。

私がよくおすすめしているのは、頭を使わずに体を使うことです。

昔の青春映画のように大声で「ワーッ」と叫びながら走るとか、何も考えずに早歩きとゆっくり歩きを繰り返すとか、全身にギュッと力を入れてからパッと脱力するとか。

このときに大事なのは、疲れすぎない程度に体を動かすということ。

激しい運動は自律神経のうちの交感神経を緊張させます。そうではなく、**疲れない程度に体を動かすと、副交感神経のほうが優位になって体からリラックスしていきます。**

仕事中など、大きく体を動かせないときにイライラとストレスを感じたら、腹式呼吸がおすすめです。背筋をスッと伸ばしてゆっくり息を吐ききる。それだけでも、心が落ち着くことを実感できるはずです。

◆うつ病をやわらげる趣味とは？

無心になって体を動かせる趣味をもっておくと、うつ病予防にもなります。

たとえば、ヨガ。

妊娠中や出産後はうつ病の発症が多いことが知られていますが、呼吸法や瞑想《めいそう》をとおして深いリラックスを促すタイプのヨガを行うと、うつが軽減されることが報告されています。

呼吸に集中して行うヨガは、まさに「無心になって体を動かす」という典型ですよね。

この研究では妊娠中や出産後の女性を対象にしていますが、出産前後の女性に限らず、ヨガがうつ状態の予防や軽減に役立つという研究結果もあります。

自分の体力やその日の体の具合に合わせてできますし、ヨガは、心にも体にもいい趣味だと思います。

それからもうひとつ、うつ病にまつわる研究結果をご紹介しましょう。オーストラリアの研究グループが発表した内容です。

「少年期に不活発であった子どもたちに比べて、活動的であった子どもたちは、青年期にうつ病を発症するリスクが少ない」

ET上体は小学生のうちからもう始まっていると1章でお伝えしましたが、ゲームやインターネット、あるいは勉強などで、子どものうちから座りっぱなしの生活を続けていると、将来、うつ病を発症するリスクが高くなるということです。

親としては、心の病気に悩まされることなく、のびのびと育ってほしいですよね。お子さんをお持ちの方は、ぜひ、自由に活発に遊ばせてあげてください。

〈COPD、肺炎〉
筋肉の衰えが免疫力を低下させる

肺の病気でも、運動をしたほうが予後は良くなるということはすでに説明しました。

たとえば、**「COPD（慢性閉塞性肺疾患）」**。以前は、慢性気管支炎や肺気腫と呼ばれていた病気の総称が、COPDです。

肺のなかの気管支に炎症が起こり、気管支が狭くなることで空気の流れが悪くなったり、気管支の先にある肺胞が壊れてしまったりする病気のこと。「慢性」と病名についているとおり、ゆっくりと、数年から数十年と時間をかけてじわじわ進行していきます。

COPDの最大の原因は、喫煙です。タバコの煙に含まれている有害物質が、肺で炎症を引き起こすのです。

ですから、COPDの治療や予防でまず行うべきは禁煙です。原因となるタバコの煙を遠ざけることが第一。

ただし、一旦壊れてしまった肺は、残念ながら元には戻りません。

そこで大事なのが、なるべく早く見つけて、それ以上悪化させないこと。そのために欠かせないのが、体を動かすことなのです。

COPDの代表的な症状は、息切れなので、体を動かすと息切れします。たとえば、階段をのぼればゼーゼーと息が切れる。「もう歳かな」と、年齢のせいにして、休みっぱなし、座りっぱなしの生活をしていると、呼吸に必要な筋肉まで衰えてしまうので、より息切れがひどくなります。

その悪循環を断ち切るには、「前よりも階段がきつく感じる」「息切れがする」などと気づいたときこそ、できる範囲で体を動かすことが大事なのです。

実際、COPDの患者さんのうち、あまり動いていない人のほうが入院や再入院のリスクが高くなるという研究結果も出ています。

◆筋肉量が落ちると免疫力も落ちる

肺の病気といえば、最近増えているのが「肺炎」です。

いま、日本人の死因で、がん、心臓病に次いで3番目に多いのが、肺炎なのです。

細菌やウイルスがのどを通り過ぎて肺にまで入り込み、そこで増殖して炎症を起こすのが、肺炎。体の免疫力が低下しているときほど、肺炎にかかりやすいといわれています。免疫力が低下していると、ふだんは肺炎の原因にはならないような細菌やウイルス、真菌などでも肺炎を起こすことがあります。

また、風邪をこじらせて肺炎に、という話も耳にしませんか?

風邪も肺炎と同じ感染症ですが、風邪の原因は主にウイルスで、ウイルスが〝のど〟で炎症を起こすという違いがあります。咳《せき》や痰《たん》など共通している症状もありますが、肺炎の場合、肺の奥から細菌やウイルスを出さなければいけないので、咳も強く、痰の量も多く、熱も高く、息苦しさを伴うこともあり、より重症です。

なぜ風邪をこじらせているうちに肺炎になるのかというと、ひとつには、のどの粘膜のバリア機能が弱まって、肺炎球菌などの口内の常在菌が肺のほうに侵入してしまうから。

いずれにしても、免疫力がカギなのです。


ところで、駅や会社で若い人がサッサッサッと階段をのぼっているのを見たりすると、「元気でいいな」なんて思いませんか？　これは間違いかもしれません。

正しくは、「階段をのぼっているから、元気」なのです。

どういうことかというと、**私たちの「元気」を守ってくれる免疫細胞（リンパ球）は、筋肉から出てくる「グルタミン」というアミノ酸によって増えるのです。つまり、筋肉量が増えれば免疫力も高まるということ。**逆に、筋肉量が減れば免疫力も下がり、ダメージに弱くなります。風邪にも肺炎にもかかりやすくなってしまうわけです。

座りっぱなしでじっとしていたら、筋肉は衰えるばかり。

とはいえ、きつい筋トレをしなければいけないわけではありません。**軽く体を動かす程度でも十分に効果があります。大事なのは続けられること。**

3章、4章で紹介するエクササイズのうち、「これなら続けられる！」というものをぜひチャレンジしてください。

〈がん〉
歩かない生活が大腸がんを増やしている

免疫といえば、がんも、免疫とのかかわりが大きい病気です。

がんは外から入ってくるのではなく、私たちの体のなかの細胞から生まれます。健康な細胞のＤＮＡになにかのきっかけでキズがつき、キズがついたままの細胞が分裂を繰り返しているうちに、がん細胞が生まれる。

どんなに健康な人の体のなかでも毎日、がん細胞は生まれています。ただ、がん細胞ができるたびに、私たちの体に備わった免疫細胞（リンパ球）が退治してくれているのです。毎日そんな攻防を繰り返し、体を守ってくれています。

リンパ球は、筋肉から生まれるグルタミンによって増えるのでしたよね。だから、がん予防のためにも、筋肉を保つことは大事なのです。

また、**免疫細胞のひとつである「NK細胞（ナチュラルキラー細胞）」は、運動によって働きが活性化し、運動をしないでいると低下することがわかっています。**

NK細胞は、体内を巡回し、がん細胞やウイルスに感染した細胞を見つけて直接攻撃をしかけます。NK細胞がしっかり働いていると、がんなどの病気の予防に役立つのです。

先ほど、健康な細胞のDNAにキズがついて、がん細胞が生まれると書きましたが、キズのきっかけになるもののひとつが、活性酸素です。1章で紹介した「座りっぱなしでずっと同じ姿勢でいると活性酸素が増える」という話、覚えていますか？

ということは、**座りっぱなしでじっとしていると、がん細胞が生まれやすくなる上に、筋肉量が減って、生まれたがん細胞をやっつける力も弱くなるということです。**

たとえば、がんのなかでも近年増えている、大腸がんは、動かない生活が発症リスクを上げることがわかっています。

大腸がんは、いま、肺がん、胃がんに次いで死亡数が多いがんです。女性では1番。

以前は「欧米に多いがん」といわれていましたが、いまでは、日本人男性の11人に1人、日本人女性の14人に1人が亡くなるまでに一度は大腸がんになるという統計が出ているほど、日本人にとって非常に身近な病気になっています（2011年のデータ）。「10人に1人」といえば、かなり身近ですよね。

◆大腸がんを予防する6つの方法

この大腸がんを防ぐ方法として科学的な根拠がすでにあるのが、次の6つです。

1　内臓脂肪を減らす
2　こまめに歩くなど、体を動かす
3　食物繊維を積極的に食べる
4　赤肉や加工肉を食べすぎない
5　アルコールは適量にとどめる
（1日に、男性は日本酒1合、ワイングラス2杯、ビール中1本、女性はその半量）

6　にんにくを食べる

大腸がんは「食の欧米化」が原因とよくいわれますが、それ以上に「体を動かさないこと」が問題です。座りっぱなしの生活を続けていれば、内臓脂肪も増えます。

こんな研究結果も出ています。

- **テレビを見ながら座っている時間が長い人は、短い人に比べて1・54倍結腸がんになりやすい**
- **仕事で座っている時間が長い人は、短い人に比べて1・24倍結腸がんになりやすい**
- **総座位時間が長い人は、短い人に比べて1・24倍結腸がんになりやすい**

結腸がんとは、大腸のうちの結腸（盲腸、直腸以外の大腸部分）にできるがんです。

座りっぱなしでじっとしている生活から抜け出せば、がんになる確率も減らせると思うと、「歩こう」という気持ちになりませんか？

使わなければ骨も筋肉も少なくなる

〈骨粗しょう症、筋力低下〉

宇宙飛行士は宇宙に行っている間に急速に骨粗しょう症が進むということ、ご存知ですか？　一般の骨粗しょう症患者さんの10倍ものスピードで骨量が低下していくともいわれています。

なぜかといえば、重力がかからないからです。

骨粗しょう症とは、ご存知だと思いますが、骨の密度が低下するとともに骨の質も悪くなり、骨がもろくなって骨折しやすい状態になること。

骨というのは、絶えずつくりかえられています。「骨をつくる細胞」と「骨を壊す細胞」がバランスよく働きながら、古くなった骨は溶かし、そこに新しい骨をつくっているのです。

その際、負荷がかかるほど、骨をつくる細胞が活発に働き、骨は強くなります。

無重力状態の宇宙では、当然、負荷がかかりません。だから、何も対策をしなければ、宇宙飛行士たちは骨量がどんどん減ってしまうのです。


座りっぱなしでじっとしている生活も、無重力状態ほどではないとはいえ、骨への負荷が足りない状態です。だから、座りっぱなしでいたら、骨はもろく壊れやすくなってしまいます。

骨粗しょう症予防といえば、骨の材料となるカルシウムを十分に摂《と》ることがよく知られていますが、それだけでは不十分で、せっかく摂ったカルシウムがちゃんと骨にとどまるように、適度な負荷をかけることも大切なのです。

そのために必要なのは、ひとつは歩くということ。

歩くと、一歩一歩踏み出すごとに、地面から垂直方向の力が加わります。これが、骨を鍛えてくれるのです。

ただ、ここでも忘れてはいけないのが、上半身です。

骨粗しょう症で骨折しやすいのは、脚の骨だけではありません。転んで手をついた拍子に手首を骨折したとか、知らない間に背骨が上下に押しつぶされていて（椎体圧迫骨折といいます）、背が縮んでいた……とか、上半身の骨ももろくなります。

だから、上半身の骨にもちゃんと負荷を与えてあげることが大事。そのためにも、上半身を動かすことが欠かせません。

骨は、腱《けん》を介して筋肉につながっているので、筋肉を動かすと骨にも刺激が伝わります。上半身を動かすことで、筋肉だけではなく、上半身の骨も同時に鍛えることができるのです。

◆筋肉は3日使わないと歩けなくなることも!?

ところで、歩かない生活をしていると、骨だけではなく、当然、筋肉も落ちますよね。入院したことのある方なら、実感したことがあるかもしれません。

高齢の方の場合、3日間、寝たきりで過ごしていると、すっかり筋肉が落ちて、トイレに行くのも自分の足では思うように歩いていけなくなります。病院のなかは歩けたとしても、病院の外に一歩踏み出すと、怖くて歩けないという患者さんもよくいらっしゃいます。

入院中の患者さんに、退院の予行練習として「試験外出していいですよ」と伝えても、10分くらいで戻ってきてしまうのです。

聞くと、ふつうの人の歩くスピードについていけず、人ごみのなかを歩けないのだそうです。ふつうの道路が高速道路のように感じられ、「高速道路に初心者マークをつけて入っていくような感覚」とおっしゃった患者さんもいました。

ほんの数日間、寝たきりで筋肉をまったく使わない生活をするだけで、歩けなくなるほど筋肉量が減ってしまうのです。

座りっぱなしでじっとしている生活をずっと続けていたら――。どうなるかは、もうおわかりですよね。

〈転倒・骨折〉

転倒のおまけで起こる怖い病気も

座りっぱなしで歩かない生活をしていたら、骨の筋肉ももろく弱くなってしまう、と先ほど説明しました。そうすると、転倒・骨折しやすくなるというのは、みなさんも想像がつくと思いますが、転倒したときに危ないのは骨折だけではありません。

「慢性硬膜下血腫」を引き起こすこともあります。

脳は、内側から「軟膜」「くも膜」「硬膜」という3つの膜で覆われています。ちなみに、脳の血管にできたふくらみ（脳動脈瘤《りゅう》）が破裂してくも膜の下に出血するのが「くも膜下出血」です。

慢性硬膜下血腫は、硬膜と脳の間に血液がたまる病気のこと。

こう書くと、転倒して頭を打ったときに起こるのだろうと思うでしょう。ところが、そうとは限りません。**ただ尻もちをついただけでも、頭のなかの細い血管が切れて、慢性硬膜下血腫を起こすことがあるのです。**

脳には、ヒゲのように外側に伸びる血管が出ていて、これが膜を貫いています。頭を打ったり、尻もちをついたりして頭が揺さぶられると脳も動くので、脳と、脳を覆っている膜がズレてしまい、そこを貫いている血管が引っ張られます。そうすると、細い血管なので裂けてしまい、血豆のように血がじわじわと出るのです。

わずかな出血なので、直後にＣＴやＭＲＩを撮っても何も写らず、「異常なし」という結果に。

ところが、「まあ、ちょっと頭を打っただけだから大丈夫だろう」「尻もちついただけだから大丈夫だろう」と思って放っておくと、1か月、2か月、3か月、あるいは半年ほど経った頃に、急にボケ始めたり、言葉が出なくなったり、失禁するようになったり、まっすぐに歩けなくなったりといった症状が出てしまう。硬膜の下の出血がじわじわと広がって少しずつ少しずつ血液がたまり、脳を圧迫するようになるからです。

このように時間をかけてゆっくり進行していくので、〝慢性〟硬膜下血腫という名前なのです。

早めに気がついて、たまった血液を抜いてあげれば、元に戻ります。

ところが、前述のような症状で、高齢の方に多い病気なので、「ボケちゃったのかな」「認知症が急に進んじゃったのかな」などと勘違いされてしまうことは多いのです。すぐに気づいてくれればいいのですが、勘違いしたまま放っておくと、硬膜の下の血液が脳を圧迫したままになり、手遅れになってしまいます。脳に重大な障害が残ってしまうのです。

早めに気づけば治るけれど、直後にはCTやMRIを撮ってもわからないというのが、この病気の悩ましいところです。

転倒に付随して起こる脳の障害といえば、「脳挫傷」が有名です。サウナ帰りに自転車で倒れて頭を打った二所ノ関親方も、脳挫傷との診断だったと報道で聞きました。

頭を打って、その衝撃で脳の組織が損傷してしまうというのが、脳挫傷。**1・5メートルくらいの高さから脳が倒れると、脳挫傷になるといわれています。**

脳挫傷の場合、ひどい頭痛や吐き気、意識障害といった症状があらわれます。麻痺や言語障害、けいれんなどがあらわれることもあり、ＣＴやＭＲＩを撮れば、脳の出血や脳がむくんでいる様子が写ります。

慢性硬膜下血腫は、転んだ直後にはまったく自覚症状がありません。しかも、画像検査にも写らない。そのため、放っておかれやすいのですが、決して珍しい病気ではありません。とくに、抗血小板薬や抗凝固薬などの血液をサラサラにする薬を飲んでいる高齢の方に多い病気です。

転倒しやすくなるということは、こうしたリスクも増えるということ。**転びにくい体をつくっておくことが、こうした脳の病気を防ぐことにもつながるのです。**

むくみ、足のうっ血も、動かない生活が原因

〈むくみ、下肢静脈瘤〉

立ち仕事だと足がむくみやすい、とよくいいますよね。

立ちっぱなしもそうですが、座りっぱなしでも同じです。

むくみとは、血液中の水分が血管からしみ出して細胞の間にたまった状態のこと。

塩分や糖分の摂りすぎで喉がかわき、水を飲みすぎることもむくみの原因になります。

先日も、むくみで足がパンパンに腫れてしまい、入院をして精密検査まで受けた女性が、「病院で検査をしてもらったけれど原因がわからなかったんです」と、困り顔でいらっしゃいました。

精密検査を受けてもわからないということは生活のなかにヒントがあるのではないかと、ふだんの生活を聞いたところ、3時のおやつはもちろん、3度の食事のあとには必ずデザ

ートを食べるほど、甘いものがお好きな方だったのです。

それが原因で喉がかわいて水を飲みすぎてしまっているのだなと考え、なんとかなだめて、**間食もデザートも中止してもらったところ、2週間後に再び外来に来られたときにはすっかりむくみがなくなっていました。**足だけではありません。顔もスッキリとされて、顔色も良くなっていました。

この患者さんのように、食事にむくみの原因が隠れていることも多いのですが、立ちっぱなし、座りっぱなしの生活がむくみをつくっていることも多いです。

立ちっぱなしだろうと、座りっぱなしだろうと、原因は「じっとして動かないこと」。**ポンプ役であるふくらはぎの筋肉を動かさないでいると、血液を心臓に押し上げる力が弱まり、血液が重力で下のほうにたまり、むくみの原因になるのです。**

◆ふくらはぎ、お腹を動かして「下肢静脈瘤」を防ぐ

さらに心臓への血液の戻りが悪くなって、足の血管内にある静脈弁（血液の逆流を防ぐ弁）が壊れてしまうと、血液が逆流したり滞ったりして、血管が太い筋状やこぶ状に浮き

出てくることがあります。

これは「下肢静脈瘤」という病気で、程度の差はありますが、15歳以上の日本人の約4割にあるという調査報告もあるほど、よくある病気です。

下肢静脈瘤になりやすいのは、

- **妊娠・出産経験のある女性**
- **立ち仕事、デスクワークが長い人**
- **高齢の人**
- **肥満体型の人**
- **便秘がちの人**　　など。

女性は、男性よりも筋力が弱いため、心臓へと血液を送り戻す筋肉のポンプ作用が働きにくく、男性に比べてもともと下肢静脈瘤ができやすいのですが、妊娠・出産でホルモンが変化すると、静脈がやわらかくなって弁が壊れやすくなる傾向があるのです。

また、妊娠でお腹がふくらむと、体の中心を走っている最も大きな静脈で、下半身からの血液を集めて心臓に送り込んでいる「下大静脈」を圧迫してしまいます。そのため、静脈の流れが滞り、静脈弁を壊してしまうことがあるのです。肥満体型の人にも、同じことがいえます。

また便秘も、腸にたまった便が静脈を圧迫したり、排便時に力みすぎることで静脈弁に負荷をかけてしまったりします。それが静脈の流れを妨げ、静脈弁を壊す原因に。

立ち仕事、デスクワークが長い人、高齢の人に共通しているのは、足の筋力が低下し、ふくらはぎのポンプ作用が十分に働かないことです。むくみと同じで、立ちっぱなしでも座りっぱなしでも「じっとして動かない」ことが悪いのです。

ですから、**「座りっぱなしが良くないから」**と、**スタンディング・デスクを取り入れたとしても、立ちっぱなしでじっとしているようだったら、やっぱりよくありません。**

むくみや下肢静脈瘤を予防するには、血流を良くすることがいちばん。ふくらはぎを動かして心臓への戻りを良くすることも大切ですが、先ほど妊娠や肥満でお腹が大きくなると静脈を圧迫すると説明したように、腹圧もカギ。**たとえば伸びをしながら腹式呼吸をするなど、腹圧を変化させてあげると、血流が良くなります。**

〈便秘、尿もれ〉

出す・出さないのコントロールも運動・姿勢・筋肉が大事

「便秘に効くもの」といえば、真っ先に思い浮かぶのは食生活でしょうか？

食物繊維、なかでも水溶性食物繊維は、水に溶けて便をやわらかくしてくれるほか、腸内の善玉菌のエサになり、腸内環境を整えてくれます。同じように乳酸菌も腸内環境を整えるのに役立ちますし、そもそも食事の量が少なすぎて便が出ない、水分が足りていないということも。

便秘解消、便秘の予防には食生活を見直すことがとても大切ですが、「体を動かす」こともとても大切です。

座りっぱなしでじっとしている時間が長いと、腸に刺激がいきません。

適度な運動は、腸にほどよい刺激を与え、便秘解消に役立ちます。

ただし、「適度な」というところがポイント。

あまりに激しい運動は、自律神経のうちの交感神経を緊張させます。自律神経は交感神経と副交感神経がバランスよく働くことで成り立っていますが、腸がスムーズに動くのは副交感神経が優位になっているとき。そして、副交感神経が優位になるのは、リラックスしているときです。

適度な運動は心と体の緊張をほぐし、リラックス効果がありますが、激しい運動は交感神経のほうを働かせて、腸の動きを止めてしまいます。

ふだん走っていないのに急にジョギングをしたらお腹が痛くなった、といった経験はありませんか？　それは、交感神経が過度に緊張して、腸の動きをピタッと止めてしまったからです。


便秘解消、便秘予防が目的なら、走るよりも歩くほうがいいでしょう。ウォーキングや散歩はまさにリラックスしながらできる運動です。走るとしても、疲れないスピードのスロージョギングがおすすめです。

また、上半身をひねるような動きも、腸が心地よく刺激されます。

もうひとつ、1章でも書きましたが、ET上体で背中が丸まっていると胃や腸を圧迫してしまいます。そうすると、腸の動きを妨げてしまう。腸をスムーズに動かすためにも、上半身の姿勢は大切です。

◆下半身の筋肉を使わないと「尿もれ」にも

適度な運動が便秘におすすめなのは、もうひとつ、理由があります。それは、筋肉がつくということ。

便秘にはいくつかの種類がありますが、**もっとも一般的なのが「弛緩《しかん》性便秘」といって、腸のぜん動運動が低下しているタイプです。**ですから、腸を心地よく刺激して、腸を動かすことが便秘に効くのですが、大腸を動かす筋肉が衰えていることも、弛緩性便秘の大きな原因なのです。

そういう意味でも、座りっぱなしで運動不足の人は便秘になりやすいと言えます。

また、**下半身の筋力が衰えると、「出にくくなる」一方で、「出やすくなる」ことも。尿もれも、下半身の筋肉を使わない生活をしていると起こりやすくなるのです。**

ちょっと重いものを持ったり、走ったり、笑ったり、くしゃみをしたり、お腹に少し力が入っただけで漏れてしまう——。そうした悩みを抱えている人は少なくありません。加齢や出産などで、骨盤底筋や尿道括約筋などの下半身の筋肉がゆるんだり衰えたりすることが原因といわれています。

骨盤底筋は、骨盤の底にあり、子宮や膀胱《ぼうこう》、直腸などを下から支えている筋肉です。これが衰えると、臓器が下がってきて、いちばん下にある膀胱が押されてしまう形に。そうすると、ちょっとお腹に力がかかっただけで、尿が漏れてしまうのです。

また、骨盤底筋には排泄をコントロールする役割もあり、弱くなると、尿道口を締める力が弱くなってしまいます。尿道括約筋も同じで、ふだんはキュッと締まっていて、尿意を感じると緩むのですが、筋力が衰えると締める力が弱くなるのです。

こうした下半身の筋力はふだんから使っておかないと、出したいときに出しにくくなり、出したくないときに出やすくなってしまいます。

〈メタボ〉
座りっぱなしでじっとしていれば当然太る

ここまで座りっぱなしでじっとしている生活とさまざまな病気の関係について説明してきましたが、最後に、メタボリックシンドロームとの関係についてふれましょう。

「内臓脂肪型肥満」（おへそまわりのウエストサイズが男性で85センチ以上、女性で90センチ以上）があり、なおかつ、高血圧、脂質異常、高血糖のいずれか2つ以上に当てはまると、メタボリックシンドロームと診断されます。**メタボがあると、糖尿病や心臓病、腎臓病などさまざまな生活習慣病につながる**ことはみなさんもよくご存知でしょう。

高血圧や脂質異常症、糖尿病（高血糖）の治療には運動が欠かせないことはすでに説明

肥満の指標

▶肥満かどうかは、BMIという値で判断します。

BMI ＝ 体重（kg）÷身長（m）÷身長（m）

標準体重＝（身長m×身長m）×22

ちなみに、日本肥満学会のBMI判定基準は以下のとおりです。

BMI 18.5 未満：低体重
BMI 18.5 以上 25 未満：普通体重
BMI 25 以上：肥満

しました。その逆で、体を動かさない生活をしていると、当然、高血圧、脂質異常、高血糖になりやすくなります。

では、メタボリックシンドロームのベースである内臓脂肪型肥満はどうでしょうか。これも当たり前のことですが、座りっぱなしでじっとしていれば、内臓脂肪がつきやすくなります。

座っている時間が長い人のほうが、腹囲が大きい。
太っている人はやせている人に比べて、座っている時間が長い。

こうしたデータも、国内外で出ています。

ユニークなものでは、毎日必要量を1000キロカロリーオーバーする食事を摂る生活を8週間続けてもらい、体重がどう変化するかを調べたという研究があります。参加者はみな、ぴったり1000キロカロリーオーバーするように、しっかり管理された上で食事をしていました。

脂質代謝異常の判断の目安

LDLコレステロール
140mg/dℓ 以上 ▶ **高LDLコレステロール血症**

HDLコレステロール
40mg/dℓ 未満 ▶ **低LDLコレステロール血症**

中性脂肪（トリグリセリド）
150mg/dℓ 以上 ▶ **高トリグリセリド血症**

上記のいずれかひとつでも該当すれば ▶ **脂質異常症**

※ただし、LDL コレステロール 120mg/dℓ以上であれば、
脂質異常症の予備軍と考えて注意が必要です。
※他の値も、境界値に近い場合には要注意です。
※これはあくまで目安です。
正式な診断は、必ず医師を受診してください。

大間違い

コレステロール値は
・高くてもＯＫ
・高いほど長生きする

◆「食べて太った人」と「太らなかった人」の違い

その結果、どうなったと思いますか？

みんな太ったに違いない、と想像しますよね。ところが、8週間の実験が終わって、食べた分がほぼそのまま脂肪に変わった人も当然いる一方で、ほとんど太らなかった人もいたのです。

太らなかった人が、ジムに行ったりランニングをしたり、よく運動をしていたわけではありません。この実験では、そうした運動習慣がない人が参加していました。

両者の差は何だったのかというと、日々の生活のなかでよく座っている人は太り、座りっぱなしの時間が短く、こまごまと体を動かしていた人はあまり太らなかったそうです。

運動習慣のあるなしに限らず、座りっぱなしでじっとしている生活が肥満を生むことがうかがえる実験です。

座りっぱなしでいたら太る。メタボになる。

誰もが予想していたことだとは思いますが、やっぱりそうなのです。

ここまで紹介してきたように、**座りっぱなしでじっとしている生活は、血流を悪くするだけではなく血管の健康も損ない、いろいろな病気の原因となる活性酸素も増やし、筋肉を衰えさせ、その結果、免疫力も低下させます。そうして、体も心も見た目も老けさせてしまうのです。**

「座りっぱなしがいかに良くないか」がわかってくると、だんだん、じっと座っているのが怖く感じてきませんか？

それではさっそく、体を動かしましょう！

3章では、座りっぱなしになりがちな人におすすめのエクササイズを紹介します。

3章

オフィスでも、
テレビを見ながらでもできる
上半身エクササイズ
「脱ET体操」

上半身を心地よくほぐす「脱ET体操」

さて、ここからは「実践編」にうつります。

繰り返しお伝えしてきたとおり、

・座りっぱなしでじっとしていることが悪い

・まずは上半身を動かしてほしい

ということで、この章では、上半身を心地よく動かすエクササイズを紹介します。

題して、**「脱ET体操」**です。

顔・肩が前に出て背中が丸まった「ET上体」のまま凝り固まってしまった上半身の筋肉を心地よくほぐし、血流を促して、ET上体から卒業するための3つのエクササイズをご紹介します。

エクササイズといっても、どれも座ってテレビを見ながらでもできる簡単なものばかりなので、ご安心ください。

筋肉が免疫力を高めてくれるなど、筋肉の大切さも繰り返しお伝えしましたが、きつい筋トレは続きませんよね。筋トレを続けられる方は、きっとこの本を読まなくても、すでにご自身でやっているでしょう。

だから、「運動はあんまり好きじゃない」「体を動かす趣味はない」という方でも「これならやってみようかな」と思っていただけるようなエクササイズを選びました。

どれも、診察室で患者さんにもお伝えしているオリジナルの体操です。1章でご紹介した患者さん（ひどい頭痛、肩こり、めまい、うつに悩まされていた方）にお伝えして診察室でやってもらったのも、この脱ＥＴ体操（❶）でした。

これらのエクササイズのいいところは、**簡単なうえにマッサージを受けた後のような心地よさを得られる**こと。お店で受けるマッサージは、すでに書いたとおり、かえって筋肉を傷つけてしまう場合もあります。でも、**自分で体を動かせば、傷つきません。**

マッサージに数千～1万円といったお金をかけるなら、自分で「脱ET体操」を行って、浮いた数千円で、ご褒美に美味しいものを食べたらどうでしょう?

ただし、頸椎症やリウマチの人、骨折している人、重度の骨粗しょう症の人などは、急に動かすと首を傷めてしまうことがあるので、くれぐれもお気をつけください。

また、こうした持病がなくても、痛みを伴うような無理な動かし方はやめましょう。もし、首や肩を動かすと痛みがある場合は、一度整形外科に行って、どの程度まで動かしていいのか、確認することをおすすめします。

あくまでも心地よく、気持ちよく動かすこと。痛みが出るほどがんばりすぎないでくださいね。そして、呼吸をとめないように。

エクササイズの間は、自然にゆったりとした呼吸を続けましょう。

◆1日3分のエクササイズが体と心を軽くする

一つひとつのエクササイズを1セット行うのにかかる時間は、ほんの1分ほど。

3つのエクササイズをまとめて行ったとしても、トータルでたったの3分です。

テレビのCM時間が2、3分なので、CMの間にできちゃいます。

「運動は一度に20～30分以上続けなければ効果がないのでは？」と思っている方もいますが、そんなことはありません。

こまめに体を動かすだけでも糖や脂肪はちゃんとエネルギーとして消費されますし、血流も良くなります。

座りっぱなしの時間が長い人は、まずは1日3分のエクササイズで、凝り固まった体を心地よくほぐしましょう。

「長く座りすぎたかな」と思ったら、この脱ET体操をすることをぜひ習慣にしてください。3つのエクササイズを、朝・昼・晩に分けて行ってもいいですね。

それでは、さっそく、上半身を心地よくほぐす「脱ET体操」を紹介します。

座りっぱなしの害にむしばまれないよう、座ったままでいいですから、仕事の合間、家事の合間、テレビを見ながら、ぜひ実践してください！

【脱ET体操❶】

座ったまま5階を見上げてボートこぎ

このエクササイズは、クリニックにいらっしゃる患者さんにもよくお伝えしています。診察室に入っていらっしゃる姿を見て、話を聞き、「座りっぱなしで動かないことや姿勢の悪さからくる不調かな」と思ったら、この「5階を見上げてボート漕ぎエクササイズ」を教え、実際にその場でやってもらうのです。

私も、毎日10人以上の方に教えながら一緒に行っているので、座りっぱなしになりがちな外来診療中もエクササイズができています。

やり方は簡単です。

①ビルの5階くらいを見上げるように上を向き、目線の先に両腕を伸ばす。
このとき、応援団のようにお腹を突き出さないようにする。
②顔は〝5階〟を見上げたまま、ボートをこぐように両腕を引く。

胸を開き、肩甲骨をぎゅーっと寄せるように意識する。

これを10回繰り返すのが1セットです。

・肩甲骨を寄せるようなイメージで行います。2セット目あたりから、だんだん目線（顔）が下に下りてくるので、どこか見るポイントを決めておくといいでしょう。

患者さんにやってもらうと、みなさんおっしゃるのが、

「この動き、もう何十年もしてないかも！」

そうなんです、このボート漕ぎの動きは、ふだんなかなかしません。使っていないから、筋肉が凝り固まってしまうのです。最初のうちは、肘を引くと、ボキボキッと音が鳴るかもしれません。でも、痛みがなければお気になさらずに。

斜め上を見上げて、ボートこぎをするというシンプルな動きですが、10回を2セット行うと、結構疲れます。でも、肩甲骨まわりが温かくなってきませんか？　コリがほぐれて血行が良くなっている証しです！

脱ET体操 ①座ったまま5階を見上げてボートこぎ

1

イスに座る。
背筋を伸ばす。
首が前に倒れないように、首筋も伸ばし、
頭が背骨の真上にのっかっているように。

斜め上（ビルやマンションの5階くらいの高さ）を見るように、顔を上げる。

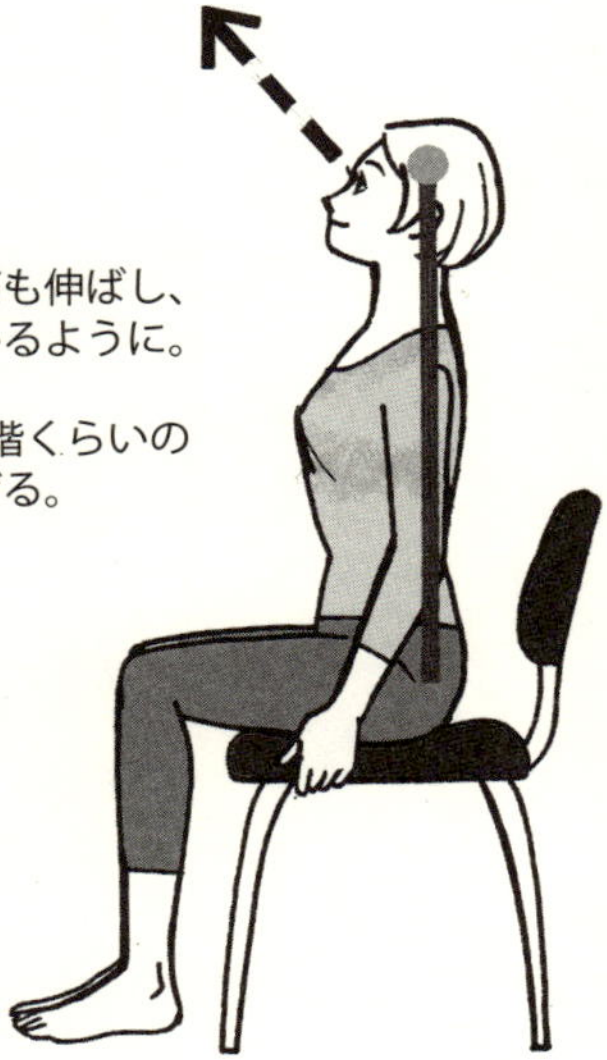

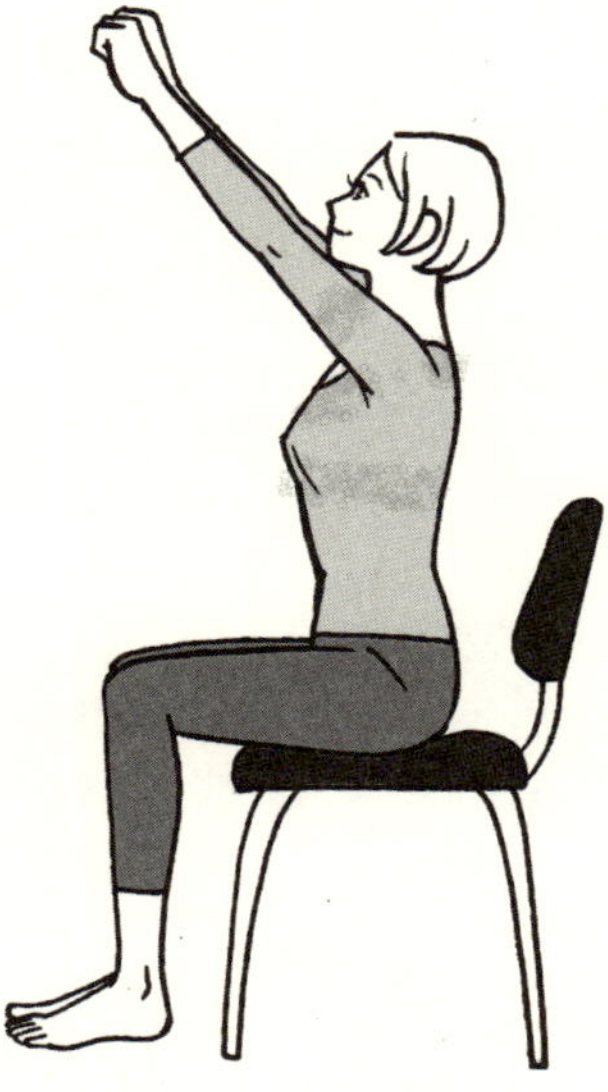

2 両手を目線の先に向けて突き出す。
手は「グー」の形に握る。

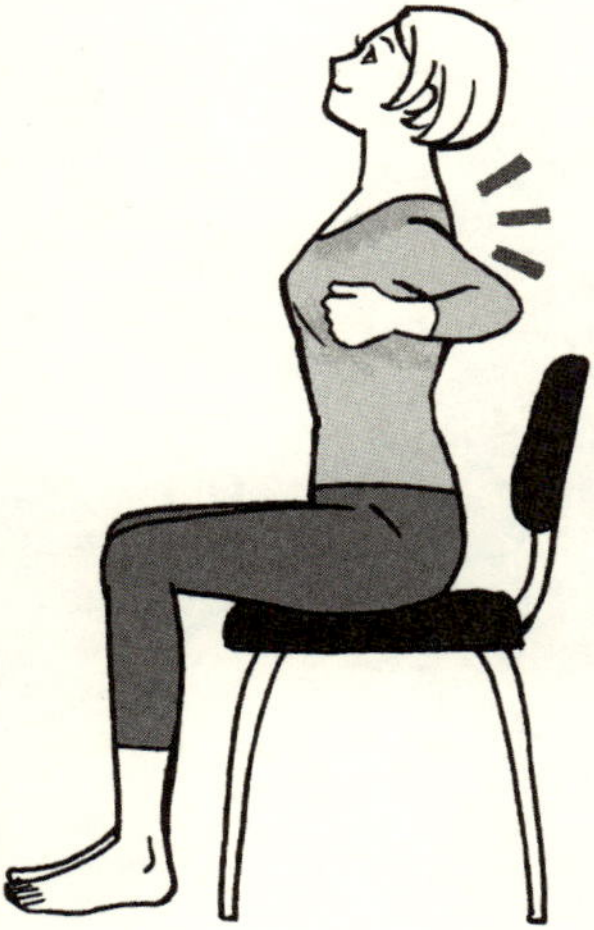

3

伸ばした両腕をゆっくり引きながら、
左右の肩甲骨を寄せ合うようにし、
胸を思いっきり開き、
肘を後ろに引く。
引いたときの肘の高さは、
乳頭と同じくらいになるように
意識する。

4 2→3を1回とし、10回くり返す。
頭が下がってこないように注意する。

※上を見ることに痛みを伴う方は、整形外科でどの程度の角度まで曲げていいかを必ず確認してください（可動領域を超えると首を傷める危険性があります）。頸椎症、リウマチ、骨折をしている方、骨折を伴う重度の骨粗しょう症の方は急に動かすのは危険です。とくに症状がなくても、痛みが伴うような無理な動かし方はやめましょう。

【脱ET体操❷】

座ったまま胸を開く

先ほどのエクササイズよりも、さらにシンプルな動きで、オフィスでもやりやすいように考案したのが、「座ったまま胸を開くエクササイズ」です。

背筋を伸ばして座り、5階くらいの高さを見るように顔を上げましょう。

次に、両手の指先をそれぞれ左右の胸の上方の部分に当てます。そしてこの状態から肘を前→上→後→下と移動させながら肩を回します。10回くり返したら、今度は肘を前→下→後→上と逆に移動させながら、肩を10回まわしましょう。この時、胸を大きく開き、肩甲骨（背中にある大きな骨）を大きく動かすように意識しましょう。

どうでしょう？　胸を開きながら肩甲骨をぎゅーっと寄せていくと、コリも疲れもやわらいでいく感じがしませんか？

このエクササイズなら、場所を選ばずどこでもできますよね。職場で隣に同僚が座っていても、同僚の目を気にせずできるのではないでしょうか。

脱ET体操　②座ったまま胸を開く

1

背筋を伸ばしてイスに座る。5階くらいの高さを見上げ、
胸（乳頭と小指の間が1センチあくくらい）に
指先を当てる。
指先はかるく開いて伸ばす。

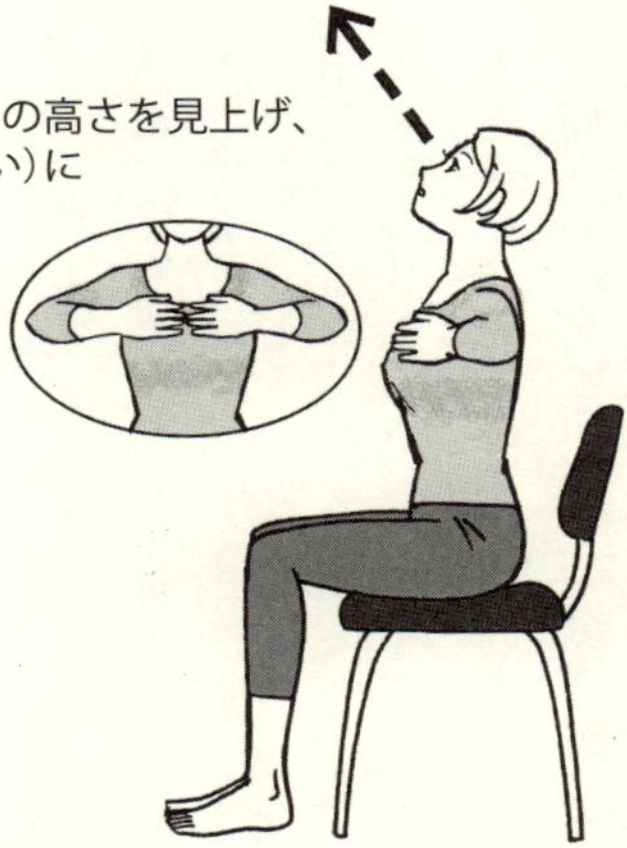

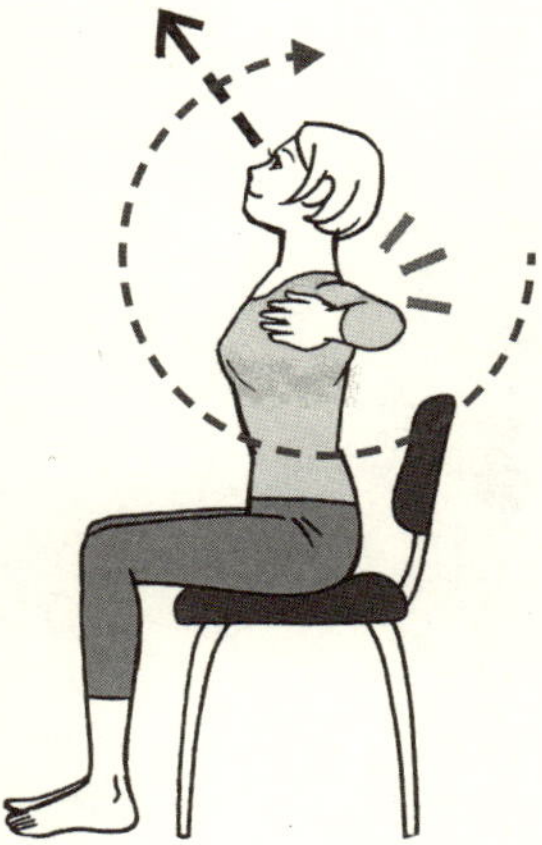

2

胸を大きく開く。
左右の肩甲骨を
大きく動かすように意識して、
肘を前→上→後→下と
移動させながら肩を回す。

10回くり返す。

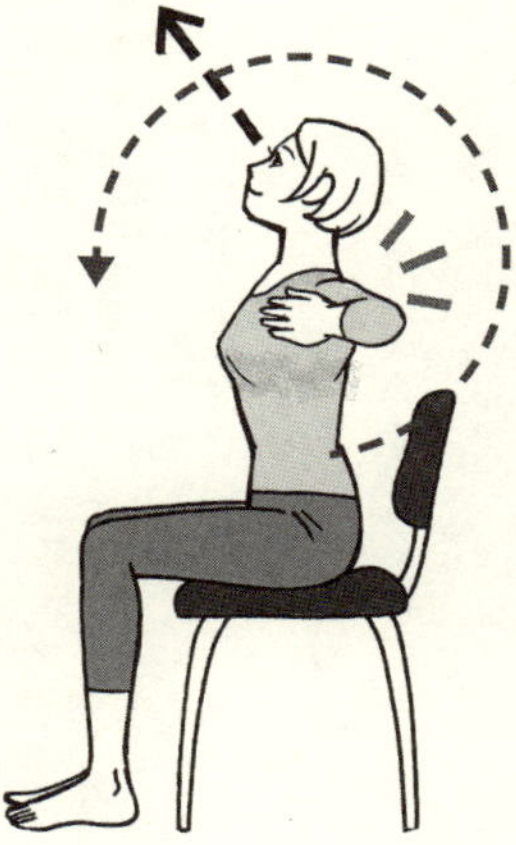

3

次に、肘を前→下→後→上と、
（2とは逆に）移動させながら、
肩を10回まわす。

【脱ET体操❸】

座ったまま首を伸ばす

3つめは、首回りをゆっくりじわーっと伸ばすエクササイズです。肩や首が凝っている人、多いですよね。コリを感じたときに、ぜひ実践してほしいのがこのエクササイズ。

両手をだらーんと下ろし、左手でイスのヘリをつかみます。右手を頭にのせ、手の重みでゆっくりと頭を横に倒します。これだけでも首の横のあたりが伸びますよね。このとき、背筋は伸ばして、お腹が出ないように、下腹をちょっと意識しましょう。

次に、頭を横に倒したまま、ゆーっくり顎を前に出して（頭を後ろに倒す）10秒ストップ。今度は顎を引いて（頭を前に倒す）10秒ストップ。次に、「頭を横に倒したまま、顎を出したり引いたり」を10回くり返します。ここまできたら、左右を交代します。

顎を前に出したときには首の横の大きな筋肉（「胸鎖乳突筋」といいます）が、顎を引いたときには首の後ろ側の筋肉（「僧帽筋」といいます）が、ぐーっと伸びます。くれぐれも痛みが出ない範囲で、気持ちよく伸ばしましょう。

脱ET体操　③座ったまま首を伸ばす

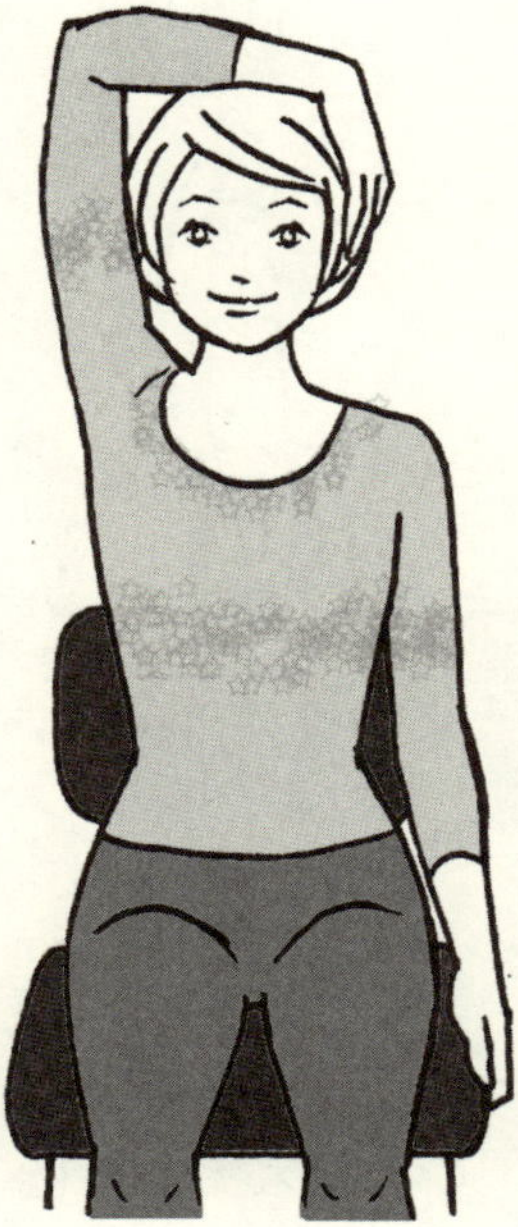

1

イスに座る。左手は自然に
下ろし、イスのへりをつかむ。
右手を左耳の上に当てる。

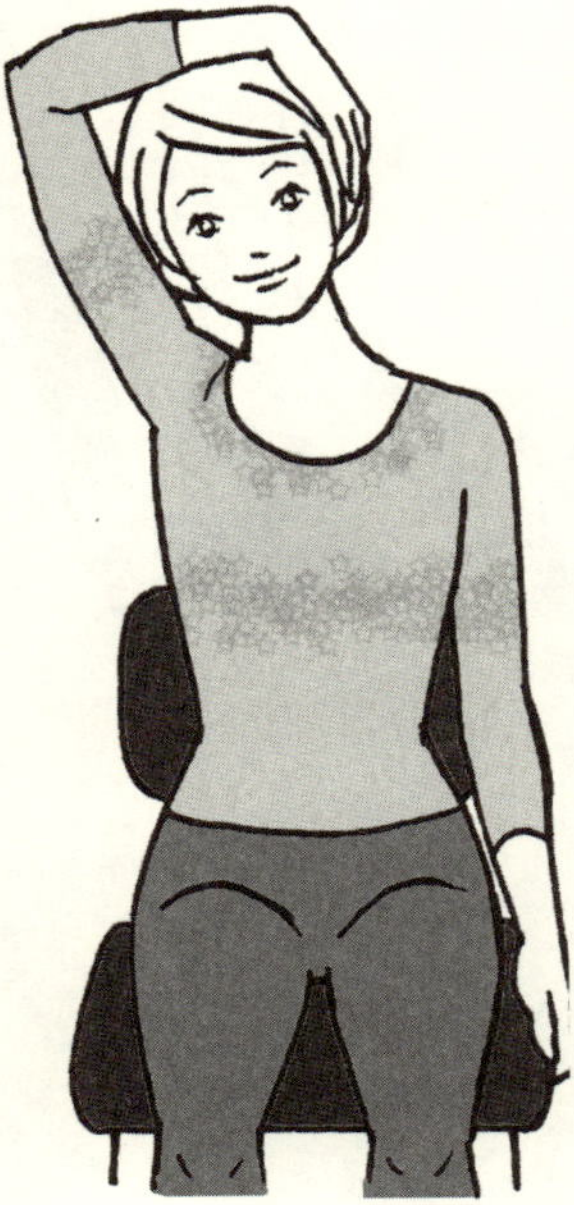

2

右手で頭を右に倒し、
左の首を伸ばす。

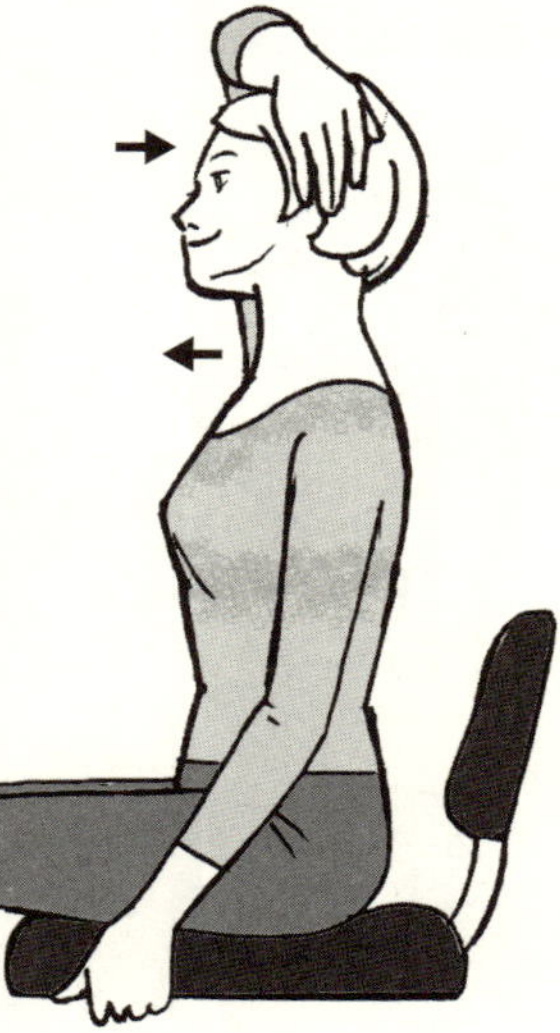

3

顎を前に出す（頭を後ろに倒す）。
無理して首を痛めないように注意する。
10秒キープする。呼吸は止めない。
首の横の大きな筋肉（胸鎖乳突筋）が
伸びる。

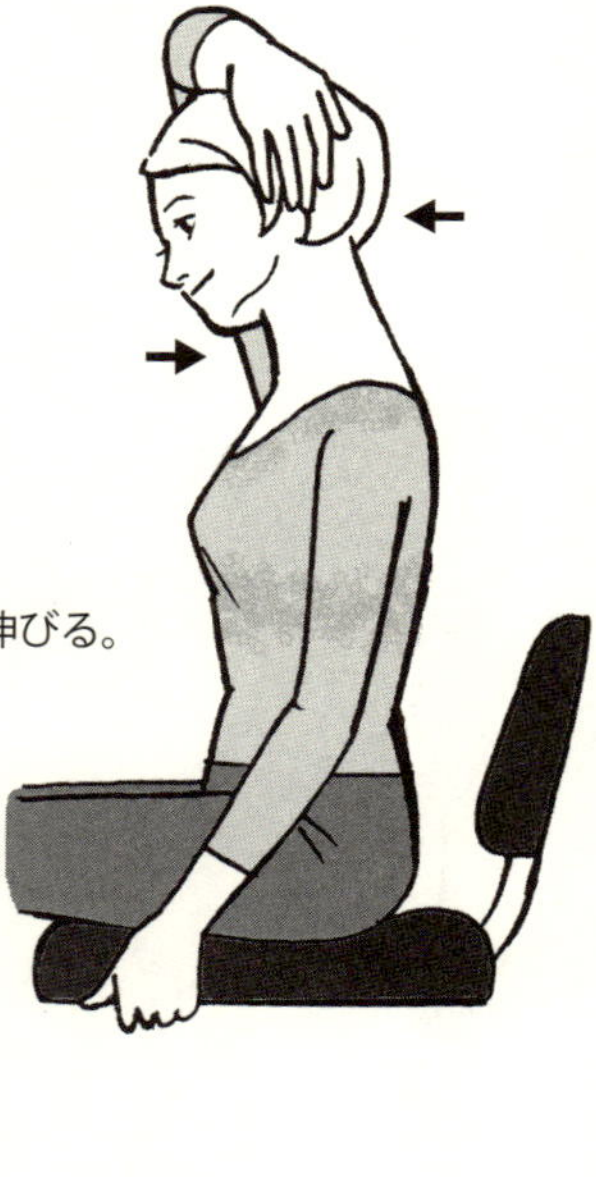

4

顎を引いて10秒キープ。
首の後ろ側の筋肉（僧帽筋）が伸びる。

5 3のポーズから4のポーズへと、
大きくうなずくような動作を
10回くり返す
（10秒キープはしなくて良い）。

6 同じように、
右側でも1～5を行う。

背筋が伸び、肩も熱くなってきます。
マッサージしてもらうのと同じような効果が得られます。

4章

座りながらできる
カンタン・下半身エクササイズ

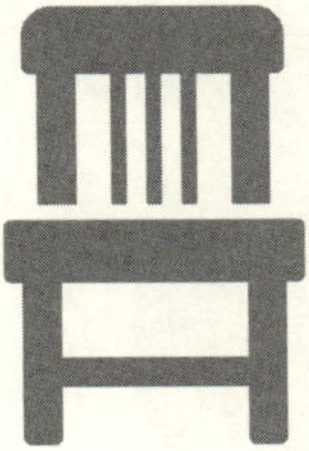

座りっぱなしでも、脚も動かせる！

3章では座ったまま上半身を動かすエクササイズを紹介しました。

上半身が伸びてET上体から脱したら、肩こり、腰痛、頭痛をはじめ不調がやわらぐのを実感できるはずです。そうすると、下半身もちょっと動かしたくなりませんか？

この章では、下半身を動かすエクササイズを3つ紹介しましょう。

気になる不調を取るには上半身を動かすことがおすすめですが、下半身には、「大腿四頭筋（太ももの前側の筋肉）」や「下腿三頭筋（ふくらはぎの筋肉）」など、大きな筋肉が集まっています。**筋肉の7割が下半身にある**といわれているほどです。

大きな筋肉を動かすことでエネルギー代謝を活性化させるほか、2章で紹介したような転倒・骨折、寝たきり、認知症、尿もれなどの病気・障害の予防にもつながります。

また、同じ姿勢でじっと座っていると、座っている形に筋肉が形成されてしまうため、腰と太ももをつなぐ「腸腰筋」や大腿四頭筋が短縮してしまい、伸びにくくなるともいわれています。


上半身の不調が取れたら、今度は下半身も動かしましょう。

どれも座ったままできるエクササイズですので、家でテレビを見ながらでも、デスクワークの合間にもおすすめです。

【座ったまま下半身エクササイズ❶】

膝《ひざ》上げ

さて、1つめは、イスに腰掛けたまま、左右の膝を交互にゆっくり上げるというエクササイズです。太もも、ふくらはぎの筋肉を動かして、足先まで流れていった血液を重力に逆らって心臓にまで送り戻すのを手助けしてあげようというエクササイズです。

上半身はスッと伸ばしたまま、行いましょう。

かなりシンプルな動きなので、場所もシチュエーションも選びません。**職場でも、デスクの下で、さらに膝掛けなどで隠して行えば、近くの同僚にも気づかれないでしょう。**

私も、外来診療中、患者さんと患者さんの合間にこのエクササイズをこっそりやっています。このくらいの動きなら、テレビドラマやニュースを見ながらでもできますよね。

少し負荷を上げたいときには、両膝を上げたまま20～30秒キープしましょう。さらに、両膝を上げた状態のまま、つま先を上下させると、ふくらはぎの筋肉が伸び縮みしてより運動効果が高まります。

座ったまま下半身エクササイズ ①膝上げ

1 イスに座る。
背筋を床から垂直に伸ばす。

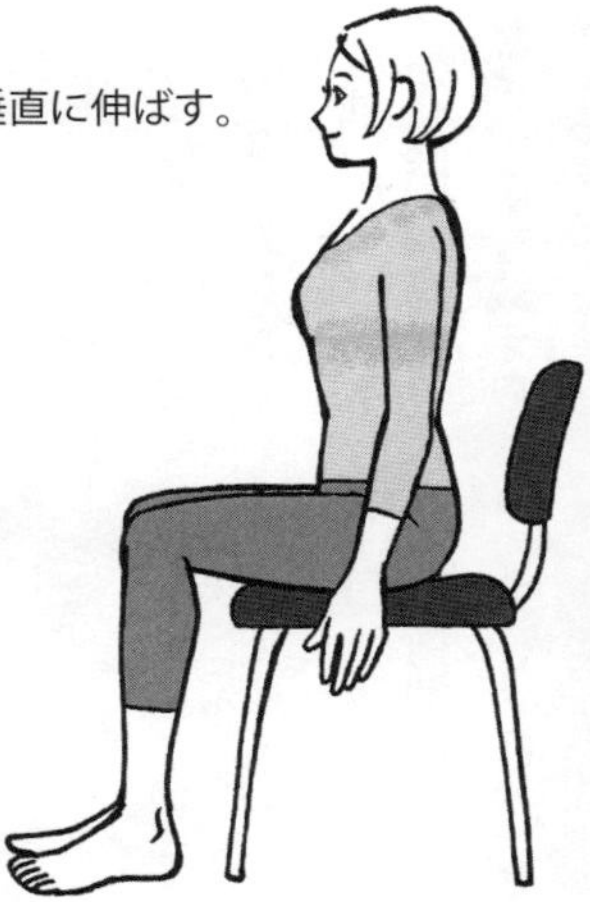

2 座ったまま、右太ももを
2秒かけて20センチほど上げる。

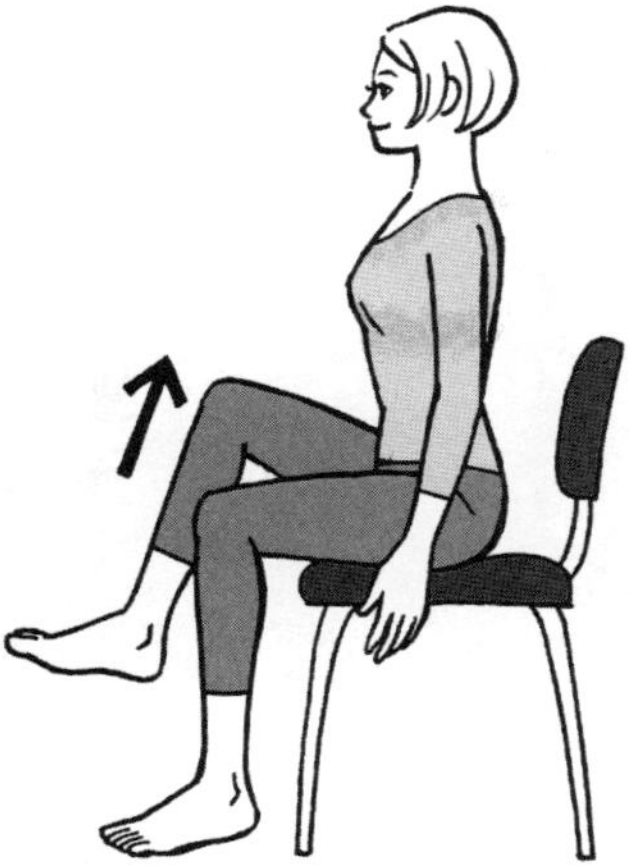

3 1秒かけて
下ろす。

4 2～3を1回とし、
10回行う。

5 左も同様に。

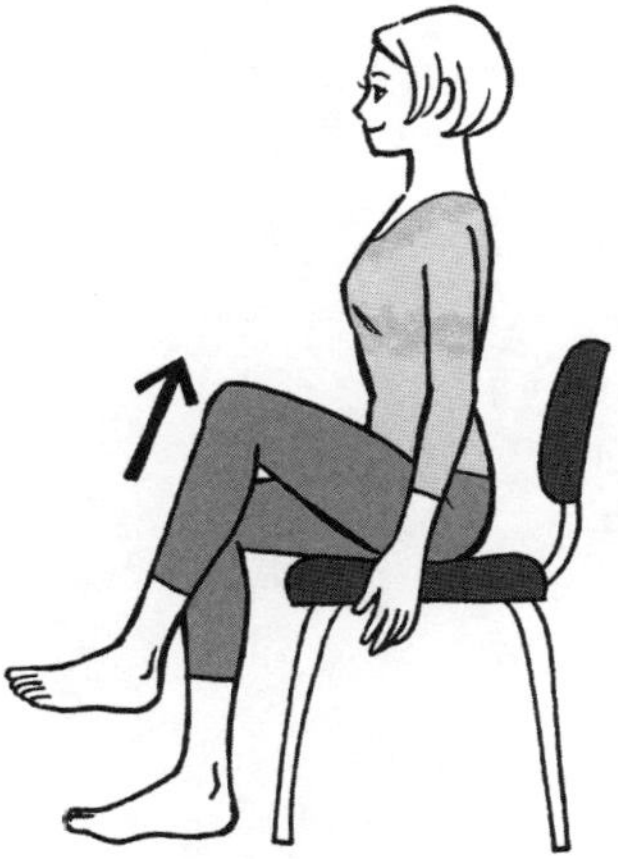

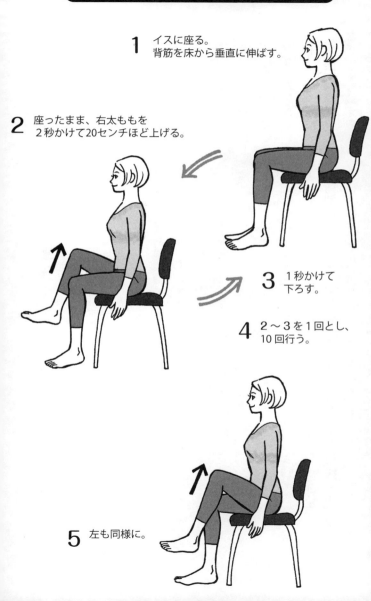

【座ったまま下半身エクササイズ❷】

脚《あし》上げ

膝《ひざ》の痛みも、運動や歩くことが億劫になってしまう理由のひとつ。**これは、膝が痛い人にこそやっていただきたいエクササイズです。**

座ったまま、片脚を床と平行になるくらいまで上げます。そのまま、伸ばしたほうの足首を曲げ、つま先を自分のほうに寄せます。そして、キープ。

つらいときには、太ももの裏に手を添えて、脚を助けましょう。30秒または1分間キープしたら左右を交代します。

どうでしょう？　単純ですよね。

物足りないほどかもしれませんが、このエクササイズは、ふくらはぎの運動にもなって血行も改善してくれますし、膝を守る「大腿四頭筋」を強くしてくれます。

大腿四頭筋は、太ももの前側にある筋肉で、体の中でももっとも大きな筋肉です。座りながらでも鍛えられるので、ぜひ、「ながら筋トレ」をしましょう！

座ったまま下半身エクササイズ ②脚上げ

1

イスに座る。

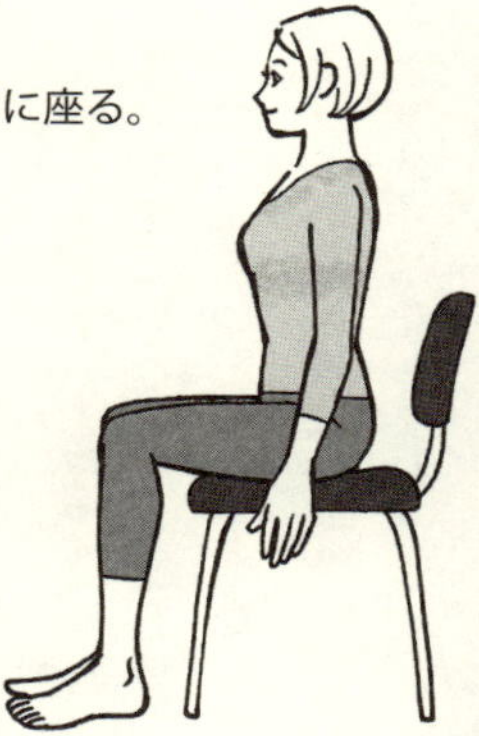

2

左脚を床と平行になるまで上げ、
つま先を伸ばす。
イスから太ももが少し浮くようにする。

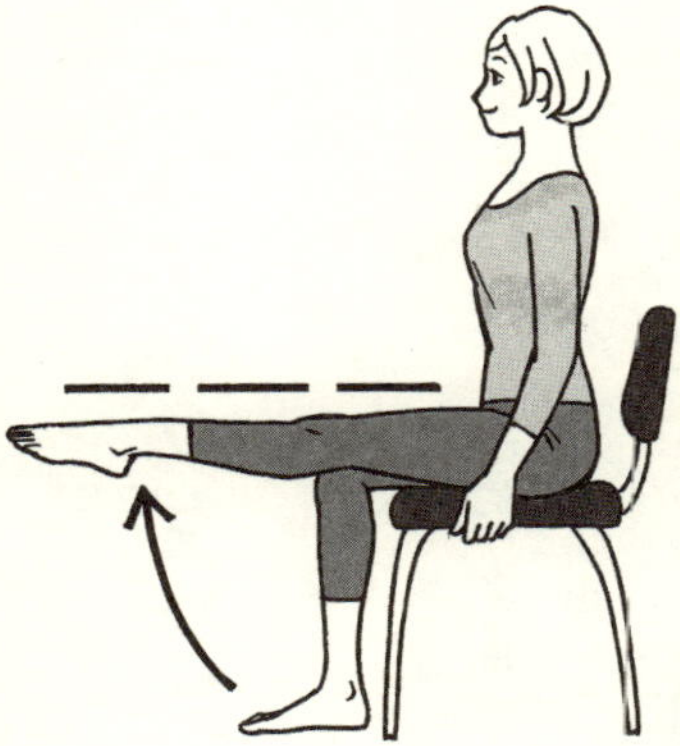

3

足首を直角に曲げ、
つま先を上に向ける。
30秒から１分、
キープ。

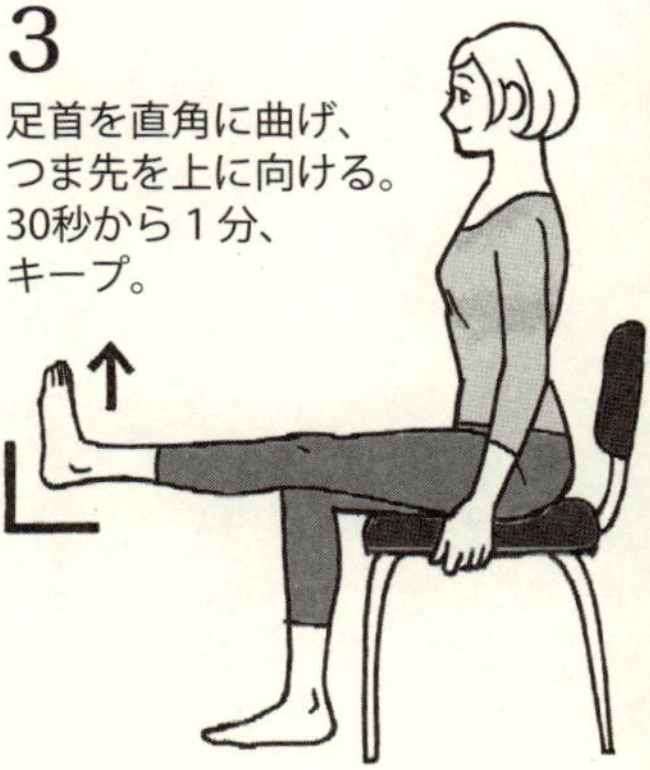

きつければ左手で太ももを
下から支えてもよい。

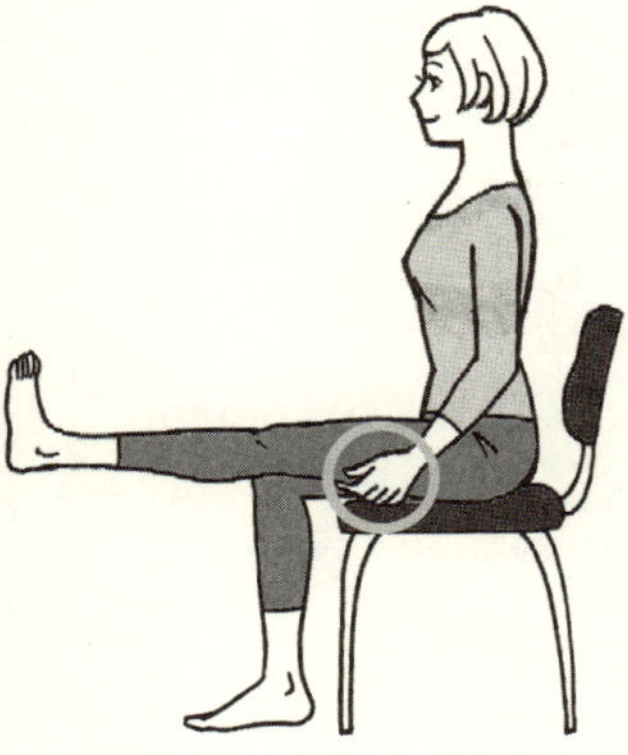

4 ２～３を１回とし、３回行う。

5 右脚も同様に。

【座ったまま下半身エクササイズ❸】
なんちゃってコサックダンス

コサックダンスって知っていますか？

しゃがんだ状態のまま、左右の脚を交互に伸ばす、なかなかアクロバティックなロシアのダンスです。「下半身を鍛えるためにコサックダンスをしましょう！」というのは、さすがに大変だし膝を傷めます。そこで、イスに座ったままやりましょう。

まず、腰に手を当てて、両脚を浮かせます。そして、軽く息を吐きながら、サッ、サッ、サッとリズミカルに左右の脚を交互に伸ばします。

左右10回ずつやっただけで、「あー、いい運動した！」という満足感が。それでいてトレーニングというより、楽しいですよね。なんといっても、コサックダンスですから。

3つの「座ったまま下半身エクササイズ」を紹介しましたが、①→②→③の順番でちょっとずつ強度が高まります。そのときの体の状態、気分、状況に合わせて、楽しみながらエクササイズをしましょう。

座ったまま下半身エクササイズ ③なんちゃってコサックダンス

1
イスに座る。
両手の甲を腰に当てる。

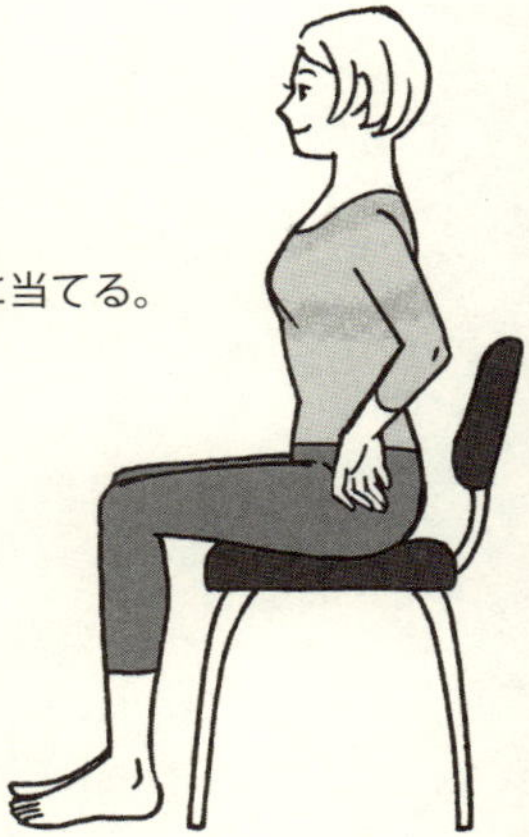

2
足首を直角に曲げたまま、
右脚を床と平行になるまで
上げる。

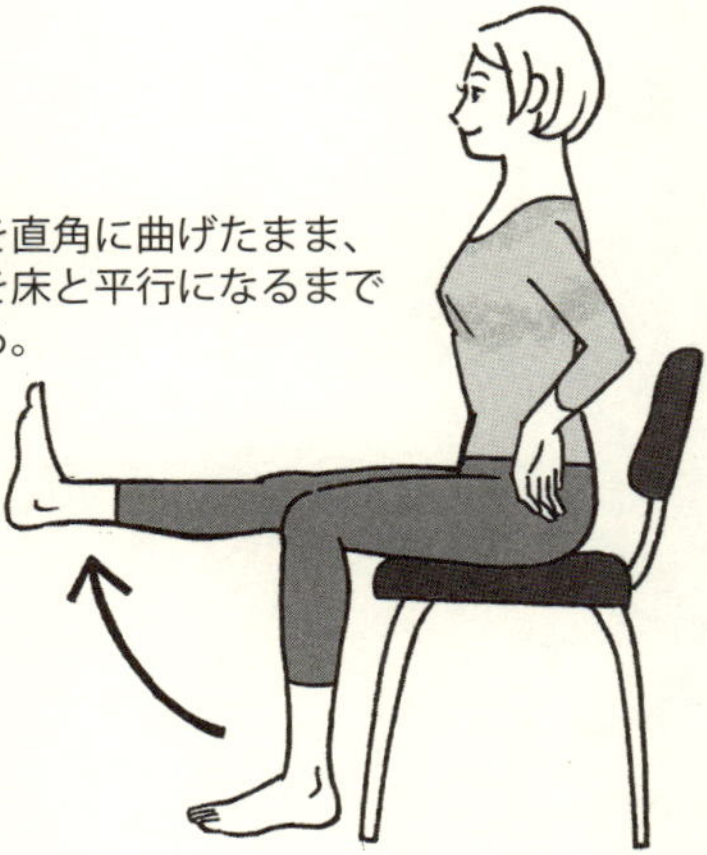

3
右脚を戻しながら、
左脚を上げる(足首は直角に曲げたまま)。

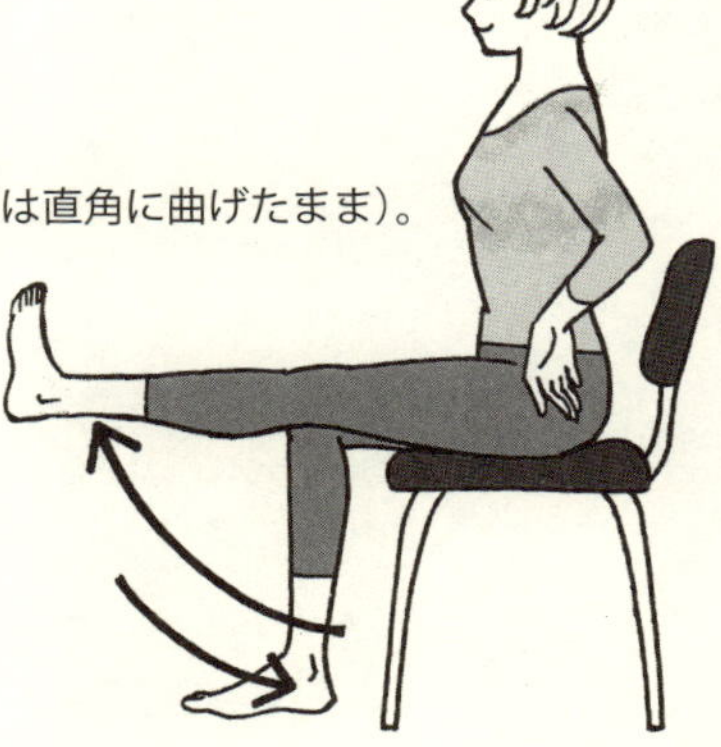

4 2～3を1回とし、
10回行う。

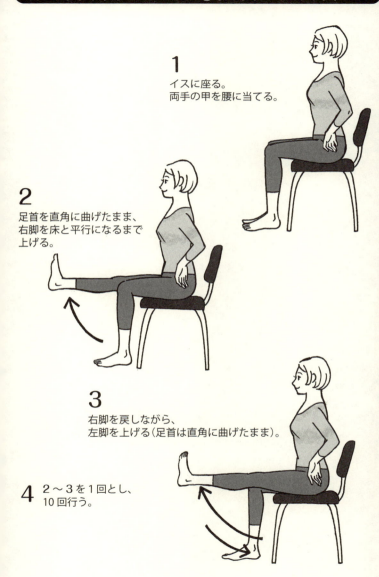

5章

座る時間を少なくする ちょっとした習慣

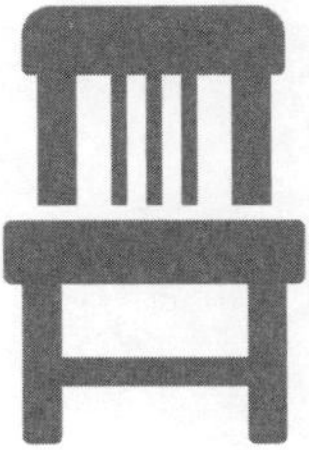

池谷式・「座って動かない時間」を減らす工夫

医者も、座りっぱなしになりやすい職業です。

私も、自分のクリニックで朝は9時からお昼過ぎまで、午後は3時から6時ころまで外来診療を行うというのがいつもの仕事なので、その間、基本的には診察室のイスに座っています。さらに、その前後に本を書いたり、調べ物をしたりもするので、油断すると、それこそ「座りっぱなし」になります。

ですから、**「『座りっぱなしは体によくない』と言われても、座りっぱなしになっちゃうんです」という皆さんのお気持ちはよくわかります。**

患者さんにアドバイスをする手前、自分でもできていないことを「こうしたほうがいいですよ」「ああしたほうがいいですよ」とは言えませんので、まずは自分自身が、座りっぱなしになりがちなライフスタイルのなかでも、そうならないように意識して過ごしています。

改めて一日を振り返ると、座っている時間はトータルで8時間くらいでしょうか。

・朝……………0時間
・仕事中………7時間
・夜……………1時間

仕事中はどうしても座って過ごす時間が多くなりますが、そのなかでも、患者さんと一緒にエクササイズをしたり、こっそりと体を動かすようにしています。そして、仕事がはじまる前の朝の時間や仕事が終わって家に帰ってからは、じっと座りっぱなしで長時間過ごさないですむよう、ちょっとした工夫をしています。

では、次のページから、私がふだん実践している工夫も含めて、座る時間を少なくするちょっとした習慣をお伝えしましょう。

座りっぱなしになるイス、ならないイス

スターバックスなど、最近のカフェにあるイスの多くはソファのように柔らかくなく、どちらかというと硬い座面ですね。長く腰かけているとお尻が痛くなったりして、立ち上がりたくなりませんか？　それで、「そろそろ帰ろうかな」と思うわけです。多くのお店では、回転率を上げるために、あえて座り心地が良すぎないイスを選んでいるそうです。

自宅のリビングのイスはどうでしょうか？　当然、座り心地の良いイスを選びますよね。でも、それが食後もテレビを見ている間もじっと座り続けてしまう要因かもしれません。

深く腰かけて、ふーっと一息ついたら、もう立ち上がりたくなくなるような座り心地のよいイスもあります。イスとしての価値は、そうしたイスのほうが上なのだと思いますが、**〝立ち上がりたくなるイス〟のほうが、じつは健康的です。**

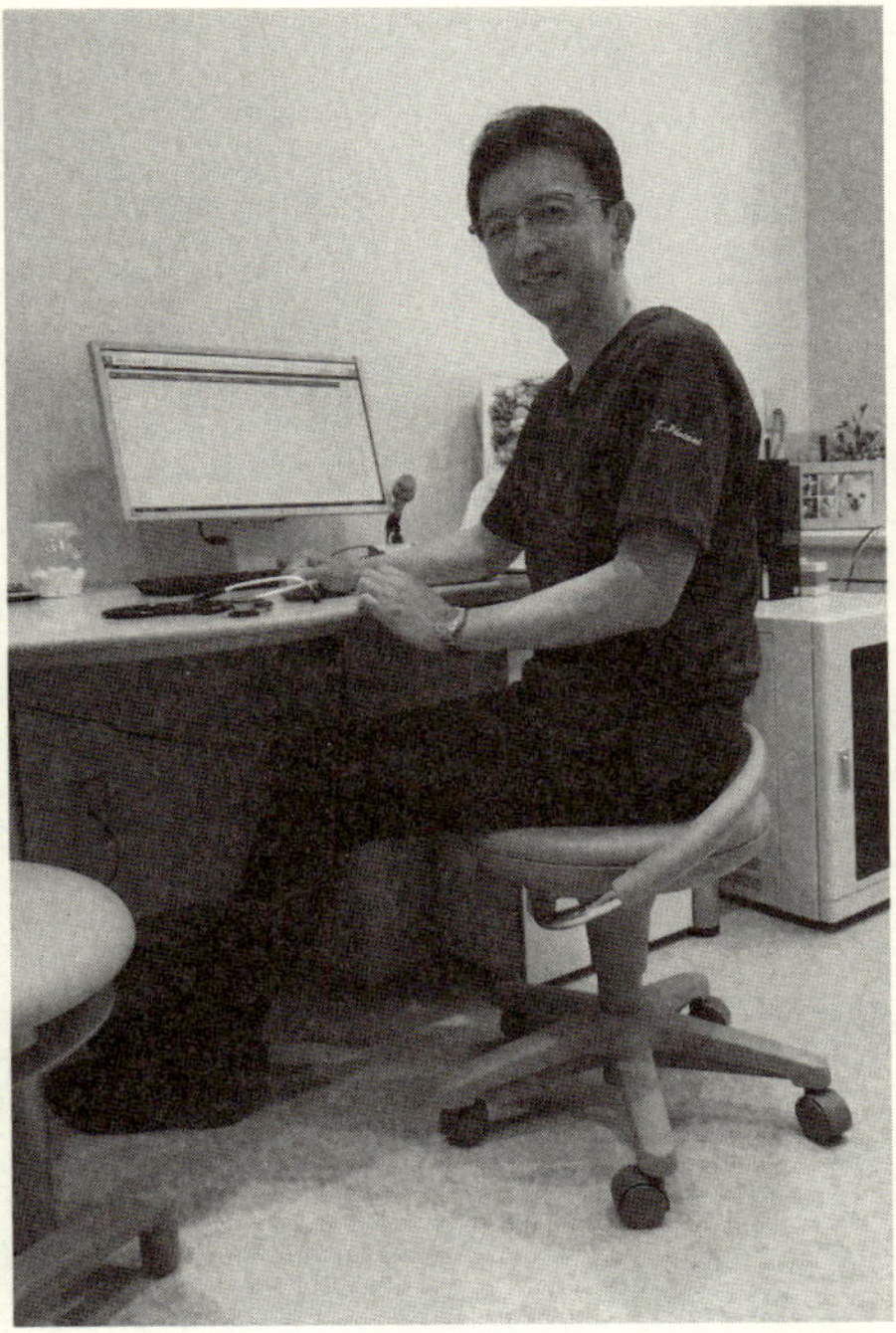

同じように、一旦腰を下ろすと立ち上がりたくなくなるやわらかいソファー、体を包み込んでくれるビーズクッションなども、座りっぱなし生活に引きずり込む甘い罠《わな》のようなもの。付き合い方には気をつけましょう。

私のクリニックでは、患者さん用のイスは座り心地の適度に良いものを選んでいますが、自分用にはあえて背もたれのない硬いイスを使っています。そうすると、自ずと浅めに座るようになって、診察が終わって次の患者さんがいらっしゃる合間など、自然と立ち上がりたくなるのです。立ち上がって伸びをしたり、130ページで紹介したボート漕ぎエクササイズをしたりすると、体と心がすっきりします。

深く腰かけたくなるイスに座らないこと。これが、イス選びの新定番です。

「ET上体」になりやすい座り方とは?

硬めのイスを選んで浅く座ると書きましたが、座っているときの自分の姿勢を見たことはありますか?

見たことのない方は、ぜひ一度、チェックしてください。「え! こんな姿勢でいつも座っていたの?」と、驚かれるかもしれません。まずは〝いつもの自分〟を知ることが大事です。

長時間デスクワークをしているとき、あるいはテレビゲームに夢中になっているときなどに陥りがちなのが、背中が丸くなって顔だけ前に出しているという形。これ、まさにET上体をつくってしまう姿勢です。

仕事に集中できないとき、やる気が出ないときほど、背中が丸くなり姿勢が悪くなりませんか？　でも、背中が丸まって、頭が前に出ると、体に余計な負担がかかるので、さらに集中力を落とします。

座っているときに背中が丸まりやすい人は、机の高さとイスの高さのバランス、あるいは、パソコンのモニターの高さが合っていないのかもしれません。たとえば、パソコンのモニターが下にあると、常にうつむき姿勢になりますし、画面を見るために顔が前に出やすくなります。

理想は、

- **キーボードを打つときの肘の角度が90度になること**
- **目線は下すぎず、上すぎず。パソコンの画面のいちばん上のラインが目線と同じくらいの高さになること**

またイスの上にあぐらをかいて座るのが好きな方もたまにいますよね。これ、あまりおすすめしません。あぐらをかいて座っているときの姿勢を、それこそ自分で見てみてください。無意識のうちに背中が丸まって顔が前に出やすいのです。

先ほど、デスクワーク中の理想的な座り方を伝えましたが、もっとシンプルにいえば、次の2点に尽きます。

- **背中が丸くなっていないか**
- **頭が前に出ていないか**

この2点さえ意識しておけば、ET上体にはなりません。

姿勢が良くなって集中しやすくなれば、仕事も早く終わり、イスから立ち上がる時間も増えるのではないでしょうか。

◆足を組みたくなったら

デスクワーク中、足を組みたくなるという方も多いですよね。

足を組むのは良くない、とよくいわれます。下になっているほうの太ももが圧迫されてしまうので、血流がより遮られてしまうというのが、「よくない」といわれる理由のひとつです。

でも、つい組みたくなりますよね。

そういう方は、意図的に足を組むことをおすすめします。どういうことかというと、足を組むという動作を、「座りっぱなしでじっとしていること」防止のエクササイズにしてしまうのです。

ずっと同じ形で足を組んでいたら一方の太ももの血管を圧迫してしまうので、まずは右脚を上に組んで、次に左脚を上に組んで、また右脚を上に組んで……と交互に組み替えるわけです。

これを何度か繰り返せば下半身のエクササイズになるので、血流はむしろアップします！

ショーウィンドウチェックで20歳若返る

座っているときの姿勢だけではなく、歩いているときの姿勢も、ときにはチェックしてみてください。颯爽《さっそう》と歩いているつもりが、じつは、すっかりET上体になっているということも。

スッと背筋を伸ばして歩いている人は、若々しく見えませんか？

逆に、猫背のまま歩いている人は、くたびれて、実年齢よりも年上に見えます。

以前、テレビの企画でアンケートを行ったことがあります。同じ人で、猫背になっているパターンとスッと背筋が伸びているパターンの2種類のシルエットを撮影し、それぞれのシルエットを第三者に見せて、「何歳に見えるか」を訊《たず》ねました。

そうしたら同じ人のシルエットにもかかわらず、平均で20歳の開きがあったのです。もちろん、スッと背筋が伸びたシルエットのほうが20歳若く見られました。

つまり、姿勢を直すだけで20歳も若く見せることができるということ。

街を歩いていてショーウィンドウやガラスに自分の姿が映ったら、目を背けず、チェックしましょう。女性の場合、化粧が取れていないかどうかにはまず目がいくかもしれませんが、化粧を直すだけでは20歳も若返らせるのは難しいですよね。

でも、自分の姿を見て、「あ、丸まっている」と気づいたときに、スッと背筋を伸ばしたら、それだけで見た目年齢が20歳も若返るのです。こんなに簡単な魔法はありません！

しかも、1章で説明したとおり、ET上体は不調のもとなので、**ちょっと肩が凝っているな、頭が重たいな、疲れているなというときほど、上半身をスッと伸ばしてみてください。不調がやわらぐとともに、20歳若返ります。**

「ドローイン」「プラス3センチ歩幅」「小走り」

デスクワークの途中、ちょっと席を立つ。あるいはテレビを見ていてコマーシャルの間にちょっと席を立つ。せっかくの機会ですから、ただ漫然と歩くのではなく、上半身の動きもプラスして歩きましょう。

といっても、変わった動きをするわけではありません。ただしっかり腕を振るとか、肘を引くなど、脚だけではなく上半身も意識して動かすことで、運動量がプラスされ、全身の血流も良くなります。

また、歩くときに少し運動強度をあげようと思ったら、**いつもよりも3〜5センチ、歩幅を広げて歩きましょう。**

歩幅の広さも、若さの象徴です。**年を重ねるにつれ、歩幅は狭くなっていくもの。**ちな

みに、歩幅の狭い人ほど認知症になるリスクが高いという研究結果も出ています。

いくつになっても元気で若々しくありたいと思ったら、ちょっと見栄を張って、ほんの数センチ歩幅を広げて歩きましょう。形から入ることも大事です。

形から入るといえば、**「ドローイン」**もおすすめ。

息を吐いて、お腹と背中をくっつけるようなイメージで、下腹をぐっと凹ませる。そして背筋をスッと伸ばします。このとき腰を反らせないように。これがドローインです。

ドローインは、インナーマッスルのひとつで内臓を支えている「コルセット筋」と「腹横筋《ふくおうきん》」を鍛えることができるので、姿勢が美しくなるのはもちろんのこと、**内臓の位置も安定して胃や腸の働きも良くなります。**

このドローインを普段から意識してください。ただし、お腹を凹《へこ》ませながらも、呼吸はゆっくりと続けること。

私は、信号待ちや駅のホームなどで立っているとき、座っているときにはドローインの姿勢を、歩くときには「ドローイン＋3センチ大股」で、少し早足で歩くことを心がけています。そうするとシルエットが自ずと若返ります。

◆スロージョギングのすすめ

ドローインの姿勢を保ちつつ、ちょっと大きめの歩幅で早歩きすることに慣れてきたら、歩くことが楽しくなってきませんか？

そうしたら、ぜひ、スロージョギングも取り入れましょう。

息が上がらない程度、つまり隣の人と会話ができるくらいのゆったりとしたペースでのジョギングです。若い人、ランニング好きの人にとっては、汗だくになるようなペースで走るほうが、満足感があるかもしれません。

でも、激しい運動は、自律神経の交感神経のほうを興奮させ、末梢《まっしょう》の血管をギュッと締めて血圧を上げます。**血管が喜び、血管がしなやかに開いて血流がよくなるのは、リラックスしたまま走れるスロージョギングのほうです。**

まずは最寄り駅までをスロージョギングで、物足りなくなってきたらひと駅先までスロージョギングで。少しずつ距離を延ばしていきましょう！

食後こそ体を動かすタイミング

「体を動かすなら、いつがいちばん効果的ですか？」
「歩くなら、食前がいいですか？　食後がいいですか？」
などとよく聞かれます。

専門家によって意見はさまざまですが、**私がよくおすすめしているのは「食後30分から1時間くらい」です。座りっぱなしになりがちな人こそ、食後にはこまめに動いてほしい**と思っています。

食べたあとはゆっくりしたい、それこそ座ったままゆっくりくつろぎたい――と思ってしまう方は多いでしょう。

でも、食後はいちばん血液中の糖や脂肪が増えやすいタイミングです。

健康診断で「高血糖」を指摘されていない方でも、じつは食事のあとには血糖値が急上昇しているという〝かくれ高血糖〟の方は少なくありません。

以前は、ふだんの血糖値（空腹時血糖値）は正常だけれど食後にだけ血糖値が上がるという「食後高血糖（〝かくれ高血糖〟）」の方は、「そのままにしておくと糖尿病になってしまうのであぶないですよ」と言われていました。つまり、糖尿病予備軍という認識でした。

ところが最近の研究で、**空腹時血糖値が高い人よりも、むしろ食後高血糖の人のほうが、心筋梗塞や脳卒中といった重大な血管病を起こしやすい**ことがわかってきたのです。

また、血液中の脂肪も、脂っこい食事を摂ると誰しも増えるのですが、通常は、4〜6時間も経てばエネルギー源として肝臓などに取り込まれていきます。

ところが、ふだんから甘いものや脂肪分の多い食品、アルコールなどの摂取量が多く、しかも座りっぱなしで体を動かさない生活を送っていると、食後に血液中の中性脂肪が急増したまま、その状態がだらだらと続くことがあります。血液中に白っぽい脂が停滞し、白く濁った状態が続くのです。

こうした食後高血糖、食後高脂血症の人はとても増えています。同時に起こりやすく、しかも、20代、30代といった若い人たちにも珍しくありません。

◆食べすぎたものを「なかったこと」に！

食後高血糖や食後高脂血症を防ぐには、糖質を摂りすぎない、脂っこいものを摂りすぎないなど「食べ方」ももちろん大切ですが、食後に体を動かすことも効果ばつぐんです。

「食べてすぐに動いたら消化に悪い」といわれますが、ちょっと消化を邪魔するくらいがちょうどいいと、私は考えています。

過食がない時代には、たしかに「食後の運動は消化を邪魔するのでよくない」というのが合っていたのでしょう。でも、**糖質、脂質を摂りすぎて血糖値や中性脂肪値が上がりやすくなっている現代人にとっては、食後に多少は体を動かしたほうが糖や脂肪分の吸収がちょっと悪くなってちょうどいいのです。**

また、筋肉を動かせば、血液中に増えた糖を消費するので、その分、血糖値の急上昇をおさえることができます。

さらに、**体を動かすと、中性脂肪を分解する酵素が活性化され、善玉の「HDLコレステロール」を増やす効果も。** HDLコレステロールは、血管中にあまったコレステロールを回収して、肝臓に運んでくれる善玉のコレステロールです。

こうした効能で、**食べすぎたものを「なかったこと」にしてくれるのが、食後の軽い運動なのです。**

会社勤めの方は、自分のデスクでメールやネットをチェックしながら、持参したお弁当や買ってきたランチを食べて、食べ終わったらそのまま仕事を再開するということも多いのではないでしょうか?

家での食事にしても、「ごちそうさま」のあと、テレビを見ていたらあっという間に1、2時間経っていたということもありがちですよね。

そうではなく、食後こそ、エクササイズをするとか、違うフロアのトイレに行って歯みがきをする、気分転換に外を歩くなど、体を動かす習慣を持ちましょう!

池谷式・自宅立食のすすめ

食後高血糖、食後高脂血症を防ぐために、食後こそ体を動かそう――と書きましたが、その究極が、「立食」です。

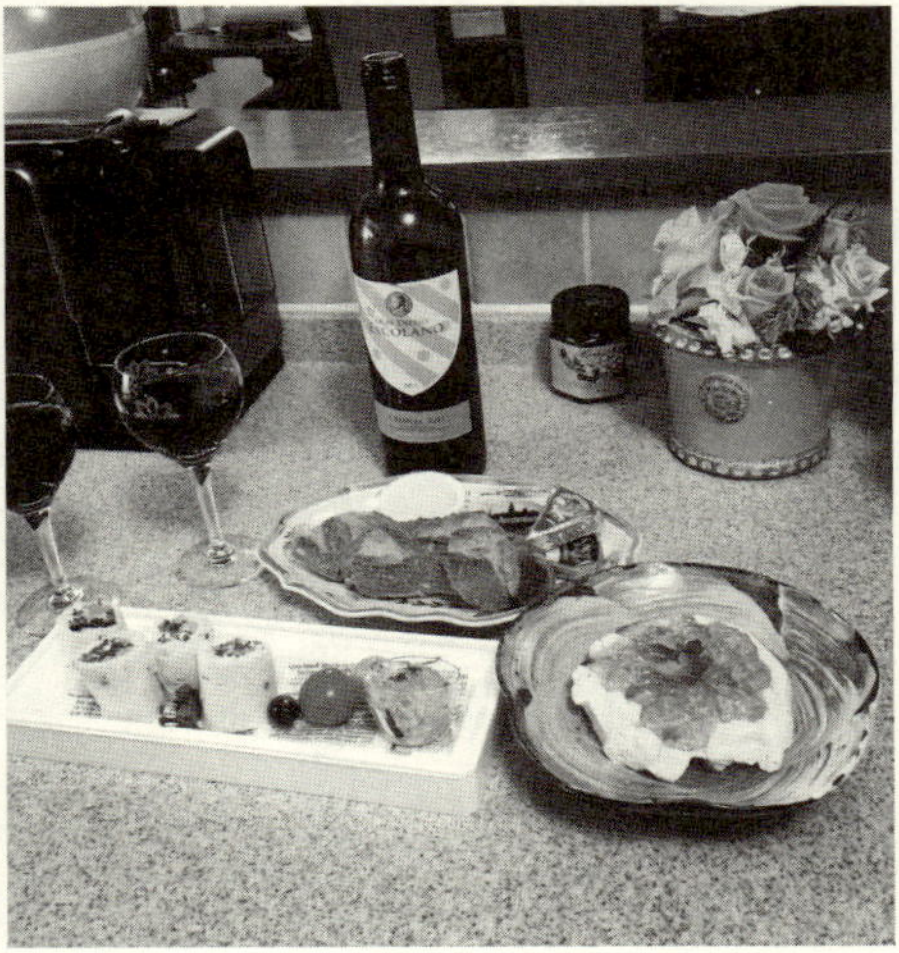

じつは私は、朝はほぼ立食です。ですから朝座っている時間はトイレの時だけです。

石臼式低速ジューサーで野菜ジュースをつくり、無糖コーヒーとヨーグルトと一緒にキッチンカウンターで立って食べています。もともとは時間短縮のために始めた習慣ですが、座りっぱなし時間の短縮にもなるので一石二鳥だなと思い、続けています。

さらに、我が家では夕食も立食にすることがあります。

「行儀が悪い」と言われるかもしれませんが、3人の子どもたちはそれぞれ独立して家を出ましたし、妻とふたり、バーで食事をするような気持ちで、キッチンカウンターで立って食事をするのもたまにはいいものです。

立食スタイルの夕食のときには、スープはカップに入れたり、ご飯はおにぎりにしたり、おかずはおつまみ風にしてお箸ではなくフォークを使ったり、食べやすいようにちょっとした工夫をしています。

忙しいときには買ってきたお惣菜《そうざい》をお皿に移して並べることもありますが、立食スタイルにすると、なんとなくさまになるのです。

その際、大事なのはキッチンがすっきり片付いていること。散らかっていると、ずぼらな感じがして、立食を習慣にしにくいのです。

２０１５年に、フィンランドの社会保健省が「Sit Less, Feel Better」と、「座る時間を減らせば、体調がよくなりますよ」と訴えるキャンペーンを行ったことがありました。そのときに、**「新聞も読むのも、テレビを見るのも、食事をするのも、たいていのことは立ったままでできる」**と、ときには立って食事をすることをすすめていました。

座りっぱなしの時間が長い私たち日本人も、ときには立って食事をしませんか？　デスクワークの人は、お昼に立食スタイルの飲食店に行くのもいいと思います。

家事は立派なエクササイズになる

私の妻は、家にいる間、ほとんど座っていません。

何をしているのかというと、料理と掃除です。小児科医として、『アレルギーを撃退する「おそうじ」マニュアル』という本を出したほど、きれい好き。ちょっと時間が空いたと思ったら、気になるところが見つかるようで、雑巾・ふきんで拭いたり、モップで掃いたり、フローリングワイパーやハンドクリーナー、粘着カーペットクリーナー（いわゆる「コロコロ」）でササッと掃除をしています。

「洗面台、ビシャビシャだよ」なんて私への注意と言いますか、文句も言いながらなので、体全体だけではなく、口も動かしつつ、です（私は毎回拭いているつもりなのですが……）。

最近では、掃除ロボットが人気です。人工知能（ＡＩ）が搭載されていて、隅から隅まで部屋（床）を移動しながら勝手に掃除をしてくれるというもの。便利ですよね。

私の家にも室内犬が2匹いますが、ペットの抜け毛が気になって毎日掃除をしないといけないといった家庭ではとくに、掃除ロボットは心強いサポーターでしょう。

でも、ロボットに掃除を任せるということは、体を動かすチャンスを奪われているようなもの。ちょっともったいないように感じます。

毎回ではなくとも、**「体を動かしていないな」「座りっぱなしだったな」と感じたときには、エクササイズ代わりに自分で掃除や家事をするのもいいでしょう。**

同じように、「今日は座っている時間が長いな」と思ったら、いつもは食洗機に任せている皿洗いを、気分転換がてら自分でする、というのもいいですね。

「今日は座りっぱなしだから、ジムに行こう」

はハードルが高いかもしれませんが、

「今日は座りっぱなしだから、立ち上がってお皿でも洗おうかな」

なら、今日から始めやすいのではないでしょうか。

背の高い女性はあえて座るのも大事

掃除、洗濯、料理・片づけ、ゴミ出し……など、家事は、ほどよいエクササイズの宝庫です。ただ、盲点もあります。**背の高い女性は日本の家具のサイズが合わないので、キッチンで作業をしていると猫背になりやすいのです。**

キッチンのカウンターの高さは、85センチがいちばん多いそうです。

一般的に、「身長÷2＋5センチ」がちょうどいい高さといわれているので、85センチというのは日本人女性の平均身長を考慮した高さです。つまり、160センチ前後の人にちょうどいい高さに設定されています。

そうすると平均身長よりも背の高い人にとっては合わないので、自ずと前かがみになってしまいます。とくにシンクで洗い物をするときには、カウンターよりもさらに低いので、より背中が丸まってしまうのではないでしょうか。

実際、高さの合わないキッチンで前かがみになって家事をしていたら腰が痛くなった、肩こりがひどくなったという女性は多くいらっしゃいます。

そういう方は、美容師さんのようにイスに腰かけて作業をしたほうが、かえって体にいいでしょう。その代わり、立ち上がったときには、必ず3章、4章で紹介したエクササイズをしてくださいね。

このことは、料理好きの男性にもいえます。**日本人女性の平均身長に合わせて作られているということは、男性にとっては低すぎることが多いのです。**

また、背の高い女性のなかには、少しでも小さく見せるためにわざと背をかがめているという方も。私の患者さんのなかにも、「映画館とかに行くと、頭ひとつ出ちゃうので、後ろの人が気になって普通に座れないんです」などとおっしゃる方がいます。それで猫背がくせになり、腰痛などの不調を抱えてしまう方も。

背をかがめて歩くよりも、背筋をスッと伸ばして歩いたほうがずっと素敵です。そして、立って作業をするとかえって姿勢が悪くなるときには座る習慣をつけたほうが、体調が改善するケースもあるということを覚えておいてください。

デスクワークの方へ——職場での座りっぱなし予防策

デスクワークの人は、職場がいちばん座りっぱなしになりやすいでしょう。3章、4章で紹介した、座りながらできるエクササイズをぜひしていただきたいのですが、そのほかにもちょっとした工夫で座りっぱなし時間を減らすことができます。

たとえば、

- **事務用品などの備品は、デスクまわりにストックしないで、その都度取りに行く**
- **コピー用紙の補充、古新聞などの片づけをすすんで行う**
- **資料や郵便物を取りに行く、お茶を入れるといったことも、人に頼まず自分で行う**
- **ごみ箱はデスク近くには置かず、ごみが出たら立ち上がって捨てに行く**

・仕事中にトイレに行くときにはあえて別のフロアのトイレに
・フロア間の移動は、なるべく階段を使う
・ランチは、デスクを離れる

こうしたちょっとしたことを意識するだけでも、立ち上がるチャンスは増えますよね。

それから、部下や上司、同僚への連絡も、会って話したほうがよければ、電話やメールですまさず、直接話しましょう。座りっぱなしの防止になるだけではなく、職場のコミュニケーションという意味でもメリットがあるかもしれません。

また、会議や打ち合わせも、ときには立ってしてはどうでしょうか。

もしも会議を仕切る立場にあるのなら、「座りっぱなしは健康に悪いから、今日は立って会議をしようか」と提案する、とか。いつもとは違うスタイルがいい刺激になって、柔軟なアイデアが出るかもしれません！

最寄りでなく「2つめの最寄り」に行く

会社に行くとき、あるいは買い物に出るとき、時間に余裕があれば、いつも使っている最寄りの駅、バス停ではなく、1つ先の駅、バス停まで歩くのもいいでしょう。

もちろん、帰りに1つ手前の駅やバス停で降りて、ひと駅分歩くのもいいですね。地域差はありますが、都内であればひと駅分歩いても10～15分程度なので、ちょうどよいウォーキングになります。

同じように、コンビニやスーパー、薬局などに行くときにも、**最寄りの店ではなく、あえて2番目に近いところに行く**。ランチに行くときにも、時間に余裕がある日は、ちょっと遠いお店まで足を運ぶ。もし2通りの行き方があるのなら、遠回りになるほう、坂道が多いほうを選ぶのもいいですね。

お店などに車で行くにしても、駐車場では入り口から遠いところにあえて駐《と》めましょう。たいてい、入り口に近いスペースから埋まっていて、入り口から離れるほど空いています。「遠くに駐めよう」と決めておけば、入り口近くのスペースを探し求めてぐるぐる回る必要もありません。

それから、よく言われることですが、駅や社内、デパートなどでフロア間を移動するときには、エレベーターやエスカレーターではなく、なるべく階段を選ぶ。

私は、クリニックの1階から2階に上がるときには、いつも1段飛ばしで駆け上がるようにしています。これ、いい筋トレになるのです。お尻の筋肉が鍛えられるので、ヒップアップ効果もあります！

「運動をしなければ！」と思うと、ハードルが上がるかもしれませんが、日常生活のなかで、前述したようなちょっとしたことを習慣にできると、体を動かすことは特別なことではなくなります。

ネットショッピングばかりでなく街に出る

いまは、生活用品から食品、本、洋服、家具までなんでもネットで買えてしまう時代です。2017年には、アマゾンジャパン、楽天、ヤフーというネット通販大手3社の売上高が、全国の百貨店の売上高を抜いたそうです。

インターネットでいろいろなサイトを比較しながら商品を選ぶことができ、家にいながら、それこそ座ったままポチッとクリックするだけで購入できて、買ったものを家まで届けてくれる。しかも安いのですから、便利ですよね。「どうしても自分で見て選びたい」というものでなければ、ついネットで買ってしまうという方も多いでしょう。

でも、ネットショッピングも、私たちの「座りっぱなしでじっとしている時間」を長くしている一因です。

お店に買いに行くのなら、お店までの道のりも、お店のなかも、商品を選びながらも当然歩きますよね。いくつかのお店で気になる商品を見つけて、行ったり来たりする……ということも。

ネットショッピングは、このすべてを座ったままできてしまいます。

みなさん、お忙しいので、「買い物はすべてネットではなく、お店に行きましょう！」とは言えません。でも、「時間がないわけではないけれど、ただ面倒」という理由なら、座りっぱなしの生活から抜け出すために、ぜひ実店舗に買い物に行きましょう。

「歩くのはいいけれど荷物が重い」とお思いかもしれませんが、ちょっと重たい荷物を持つことは筋トレになります。もちろん腰などに負担のない程度にですが、**歩かない、重いものも持たない生活をずっとしていたら、いつのまにか筋力が弱ってしまいます。**

どうしても時間がなくて、急ぎでポチッと買い物をしたいときには、イスに座りながらではなく、スマホやタブレットを手に持って、立ったままネットショッピングをしてはどうでしょうか？　だらだらネットサーフィンをしてしまうことを防ぎ、時間を有効活用できるかもしれません。

モチベーションを保つコツ

ここまで、座る時間を少なくするためのちょっとした工夫をお伝えしてきましたが、続けるにはモチベーションが大事ですよね。この本を読み終えて数日間は、「よし、隣の駅まで歩こう!」「遠いほうのスーパーに行こう!」などと、前向きに実践していただけるかもしれません(そうであればうれしいです)。

でも、人はつい楽なほうへと流れてしまうものなので、だんだん「今日はちょっと疲れているからエスカレーターで」「今日は面倒だから最寄りで」などと、以前の生活に戻ってしまうかもしれません。

そこで、どうやってモチベーションを保つか——。

私は、「知る」「気づく」ことが大切だと思っています。

自分が、どのくらいの時間じっと座っているのかを知る。
自分が、どれほど体を動かしていないのか、気づく。

座っている時間を計ることは難しいかもしれませんが、「どのくらい歩いているのか（＝どのくらい歩いていないのか）」「どのくらい体を動かしているのか（＝動かしていないのか）」を知ることは可能です。

歩数計がついているスマホや携帯を使っている人も多いですよね。最近ではリストバンド型やクリップタイプなど、いろいろな活動量計も出ています。

姿勢にしても、ＥＴ上体になっていることに気づかないまま、不調をため込んでしまっている人がいるように、「どのくらい体を動かしていないのか」を自覚しなければ、なかなか変えられないかもしれません。

逆に「自分がどれくらい動いているのか（動いていないのか）」がわかると、「今日は全然動いていないから階段にしよう！」など、やる気が湧くはずです。

寝ながら上半身を疲れさせていませんか？

じっと動かない生活がいけないのは、起きている間だけではありません。寝ている間も同じです。

睡眠中はピタッと動かないほうが、寝相が良いように思うかもしれません。ところが、それでは知らず知らずのうちに上半身を疲れさせてしまうのです。

大事なのは、枕。肩こりや首こりがある人は、枕選びに気をつかっている人が多いと思うのですが、選び方を間違えている人は少なくありません。

多くの人が大事にしているポイントは、「寝たときに首がラクかどうか」「気持ちいいかどうか」ではないでしょうか？

頭をのせたときに、自分の頭の重さでふんわり沈み込んでいく低反発の枕や、やわらかい羽毛の枕は、頭をやさしく包み込んでくれるようで気持ちいですよね。

ただ、寝たときの気持ちよさだけで枕を選ぶと、目覚めの不調は改善しません。

枕を選ぶときに忘れてはいけないのが、**「寝返りを打ちやすいか」**です。

夜、寝ている間も、寝返りを打ちながらゴロゴロと体を動かすことで、筋肉のコリがほぐれます。逆に、じっと同じ姿勢のまま寝ていたら、体の同じ部分に圧力がかかってしまい、コリをつくる原因になります。

さらに、寝返りがしにくく、横向きになりにくい枕は、いびきや睡眠時無呼吸の原因になることも。仰向けだと、口蓋垂《こうがいすい》（いわゆるのどちんこ）や舌のつけ根が喉の奥に沈み、気道が狭くなりやすく、いびきや睡眠時無呼吸症候群を引き起こしやすいのです。

睡眠時無呼吸症候群の人は、寝ている間にたびたび呼吸が止まり、そのたびに酸欠状態になっています。そうすると、自律神経のアクセル役である交感神経が興奮し、全身に力が入って筋肉が緊張し、血圧が上がる。体をゆっくり休めるための睡眠中に、嵐のような呼吸になっているので、寝ても疲れが取れないのです。

呼吸は、横を向くことで改善します。軽度の睡眠時無呼吸症候群であれば、横向きになるだけで、良くなることもあります。

ですから、寝ながら寝返りを打ったり横向きになったりしやすい枕を選びましょう。

◆寝返りを打てる枕とは？

具体的には、高さと硬さがポイントです。

やわらかい枕は寝た瞬間は気持ちがいいのですが、すっぽり頭を包み込まれると寝返りがしにくいので、適度な硬さがあるほうがいいでしょう。

私のおすすめは、「ミルフィーユ枕」。整形外科医であり、枕の専門家でもある山田朱織先生に教えていただいた、自分でつくる枕です。

Z形に三つ折りにした玄関マットの上に、端を揃えて折りたたんだタオルケットを重ねます。このとき、首がのる側（下側）は、端をきっちり揃えること。玄関マットを使うのは、適度な硬さを出すためです。硬めの座布団で代用することも可能です。

三つ折りの玄関マット（硬めの座布団）の上に折りたたんだタオルケットを重ねたら、

タオルケットを1枚ずつめくりながら、高さを調整していきます。

ポイントは、

- **横向きに寝たときに、顔の中心から首、胸の間、腰までが一直線になること**
- **仰向けに寝たときに、圧迫感がなく呼吸がしやすいこと**

この2つを満たしていれば、仰向けに寝たときにもラクで、かつ、スムーズに寝返りがしやすくなります。

また、枕だけではなく、かけ布団の重さも大事。布団が重たすぎると、寝技をかけられているようなもので、寝返りができなくなります。

朝起きたときに疲れやコリを感じたり、枕に頭の形がすっぽりついていたりしたら、寝ている間中、枕と布団に頭と体を固定されて、身動きがとれなくなっているのかもしれません。適度な硬さと高さの枕、軽い布団に替えましょう。

不調を治すには、起きている間の運動だけはなく、寝ている間に上半身を動かすことも大事ということを忘れないでください。

おわりに　1日1回、空を見上げてボートを漕ごう

最近、空を見上げましたか？

1日に何回、空を見上げていますか？

「そういえば、まったく見ていないな」「最後に空を見上げたのはいつだろう？」と思った方、すっかり背中が丸まって、ET上体になってはいませんか？

まずは気づくこと。それがいちばん大切です。頭が前に出ていたり、肩や背中が丸まっていたり、反り腰になっているなど、上半身の姿勢が不自然だと、コリ、痛み、しびれ、うつ……といった心身の不調を招きます。

日本人の平均寿命は、いま、女性が87歳で、男性も80歳を超えてきました。女性は平均で90年近く生きるわけですから、本当に長生きです。「人生100年時代がやってくる」ともいわれていますよね。ということは、いま50代、60代の人は、ようやく人生の折り返し地点を過ぎたところです。40代の人は、まだ半分もいっていません。

長生きすることはとてもいいことですが、どうせ生きるなら、笑顔で心地よく生きたいものです。いくつになっても、痛みや不調に煩わされることなく、自分らしい生活を送れ

れば最高ですよね。

この本のなかで繰り返しお伝えしてきた「上半身を意識する」「上半身を動かす」ということは、まさに心地よく生きるためのコツです。しかも、誰でもどこでも簡単にできるコツです。

なかには、「もう歳だから、コリも痛みもしびれもしょうがない」と、なかばあきらめてしまっていた方もいるかもしれませんが、いくつになってからでも遅すぎることはありません。**体というのは使えばちゃんと応えてくれるものです。一旦老化した血管も、NOがバンバン出るような生活を心がけることで何歳からでも修復することはできます。筋肉も脳細胞も、使うことでいくつになっても鍛え、増やすことができます。**

ただし、逆も然《しか》りです。使わなければ、その分、衰えていきます。

ポイントは、座りっぱなしでじっとしている生活から抜け出すということ。

1日1回でもいいので、空を見上げてボートを漕ぐように肩甲骨を寄せ、気持ちよく胸を開きましょう。たった数分の習慣が、快適な一日をつくります。

空を見上げてボートを漕げば、幸せになる。そう、覚えておいてください。

みなさんの毎日に笑顔が増えることが、私の願いです。

【付録】

あなたの血管は、いまどんな状態でしょうか。

最後に、下の「血管力セルフチェック」を、ぜひやってみてください。もっとくわしく知りたい方は、つづけて「冠動脈疾患絶対リスクチャート」（188ページ）、「10年間で脳卒中を発症する確率 算定表」（189ページ）にトライしてみてください。それぞれ、万人単位の大規模な調査の結果から作られたものです。いまから10年の間に、あなたが冠動脈疾患や脳卒中にかかる危険性を、めやすではありますが、数字で出すことができます（いずれも調査上の制限から一定の限界があり、絶対に確実とはいえませんが）。

血管力セルフチェック

チェック項目	リスク度
腹囲が男性で 85cm 、女性で 90cm 以上	1
日頃歩くことが少ない	1
満腹になるまで食べないと気がすまない	1
生活のリズムが不規則	1
完璧主義でイライラすることが多く、人には負けたくない	1
階段や坂を歩くのがつらい	1
下肢の冷えやしびれを感じる	1
親兄弟に心臓病や脳卒中になった人がいる	1
現在タバコを吸っている	3
脂質異常症と診断、またはその傾向ありと指摘されている	3
高血圧と診断、またはその傾向ありと指摘されている	3
糖尿病と診断、またはその傾向ありと指摘されている	3

判定	
リスク度合計	めやす
0～2	血管力は正常と考えられる
3～5	血管力は低下している可能性がある
6 以上	血管力は低下している可能性か高い

冠動脈疾患絶対リスクチャート（一次予防）

注「冠動脈疾患」とは、主に心筋梗塞と狭心症のことを指します。

死亡率 0.5%未満　0.5%以上 1%未満　1%以上 2%未満
2%以上 5%未満　5%以上 10%未満

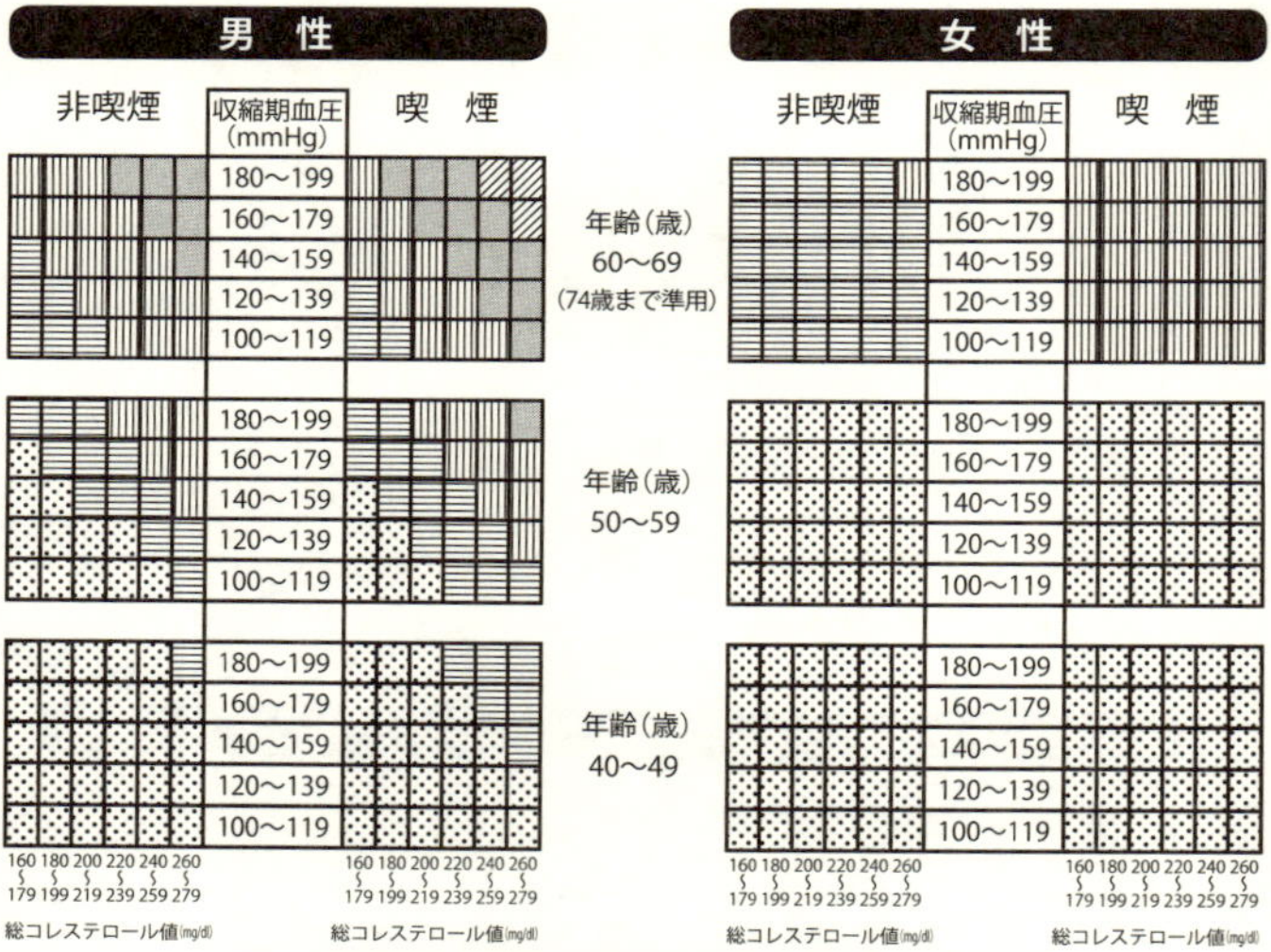

絶対リスクは危険因子の変化や加齢で変化するため、少なくとも年に 1 度は絶対リスクの再評価を行うこと。

【補足事項】

1）総コレステロール値 160 未満の場合は、160〜179 の区分を用いる。
2）総コレステロール値 280 以上の場合は、260〜279 の区分を用いる。
3）収縮期血圧 100 未満の場合は、100〜119 の区分を用いる。
4）収縮期血圧 200 以上の場合は、180〜199 の区分を用いる。
5）75 歳以上は本リスクチャートを適用できない。
6）血圧の管理は高血圧学会のガイドライン、糖尿病の管理は糖尿病学会のガイドラインに従って行う。
7）喫煙者は絶対リスクのレベルにかかわらず禁煙することが望ましい。
8）高血糖者、また糖尿病や慢性腎臓病患者などの高リスク状態では、このリスクチャートを用いることはできない。

（出典：日本動脈硬化学会（編）：動脈硬化性疾患予防ガイドライン 2012 年版．日本動脈硬化学会，2012
「冠動脈疾患絶対リスクチャート（一次予防）」より一部を抜粋・改変／注は筆者による）

10年間で脳卒中を発症する確率 算定表

注「脳卒中」とは、主に脳梗塞と脳出血のことを指します。

年齢（歳）	点数
40～44	0
45～49	5
50～54	6
55～59	12
60～64	16
65～69	19

性別	点数
男性の場合	6
女性の場合	0

タバコを吸っている	点数
男性の場合	4
女性の場合	8

肥満度（BMI）	点数
25 未満	0
25 以上、30 未満	2
30 以上	3

※肥満度（BMI）：
体重（kg）÷身長（m）÷身長（m）

糖尿病	点数
あり	7

※糖尿病ありとは：
治療中または空腹時血糖値126mg/dℓ以上

血圧（mmHg）	点数
降圧薬内服なしの場合	
120未満／80未満	0
120～129／80～84	3
130～139／85～89	6
140～159／90～99	8
160～179／100～109	11
180以上／110以上	13
降圧薬内服中の場合	
120未満／80未満	10
120～129／80～84	10
130～139／85～89	10
140～159／90～99	11
160～179／100～109	11
180以上／110以上	15

※血圧：収縮期／拡張期（mmHg）
最高血圧と最低血圧で点数の高いほう

すべての点数を合計する

合計点数	発症確率	血管年齢（歳）	
		男性	女性
10点以下	1%未満	42	47
11～17	1%以上、2%未満	53	60
18～22	2%以上、3%未満	59	67
23～25	3%以上、4%未満	64	72
26～27	4%以上、5%未満	67	76
28～29	5%以上、6%未満	70	80
30	6%以上、7%未満	73	83
31～32	7%以上、8%未満	75	85
33	8%以上、9%未満	77	90以上
34	9%以上、10%未満	79	-
35～36	10%以上、12%未満	82	-
37～39	12%以上、15%未満	85	-
40～42	15%以上、20%未満	90以上	-
43点以上	20%以上	-	-

心筋梗塞などのリスクを測りたければ p188、脳卒中のリスクを測りたければこのページの表を試してみましょう！

（出典：国立がん研究センターによる多目的コホート研究HPより〔http://epi.ncc.go.jp/jpphc/〕／レイアウトを一部改変／注は筆者による）

人生の活動源として

いま要求される新しい気運は、最も現実的な生々しい時代に吐息する大衆の活力と活動源である。

文明はすべてを合理化し、自主的精神はますます衰退に瀕し、自由は奪われようとしている今日、プレイブックスに課せられた役割と必要は広く新鮮な願いとなろう。

いわゆる知識人にもとめる書物は数多く窺うまでもない。

本刊行は、在来の観念類型を打破し、謂わば現代生活の機能に即する潤滑油として、逞しい生命を吹込もうとするものである。

われわれの現状は、埃りと騒音に紛れ、雑踏に苛まれ、あくせく追われる仕事に、日々の不安は健全な精神生活を妨げる圧迫感となり、まさに現実はストレス症状を呈している。

プレイブックスは、それらすべてのうっ積を吹きとばし、自由闊達な活動力を培養し、勇気と自信を生みだす最も楽しいシリーズたらんことを、われわれは鋭意貫かんとするものである。

—創始者のことば—　小澤和一

著者紹介

池谷敏郎〈いけたに としろう〉

医学博士。池谷医院院長。1962年東京都生まれ。東京医科大学医学部卒業後、同大学病院第二内科に入局。血圧と動脈硬化について研究。97年、池谷医院理事長兼院長に就任。専門は内科・循環器科。現在も臨床現場に立つ。血管、血液、心臓などの循環器系のエキスパートとして、数々のテレビや、雑誌、新聞、講演など多方面で活躍中。東京医科大学循環器内科客員講師、日本内科学会認定総合内科専門医、日本循環器学会循環器専門医。著書にベストセラー『人は血管から老化する』(青春新書プレイブックス)などがある。「世界一受けたい授業」(NTV系)、「林修の今でしょ! 講座」(テレビ朝日系)、「深層ニュース」(NTV系)等に出演、わかりやすい説明と真摯な人柄が世代や性別、職業を問わず広く熱く支持されている。

“座《すわ》りっぱなし”でも病気《びょうき》にならない
1日《にち》3分《ぷん》の習慣《しゅうかん》

青春新書 PLAYBOOKS

2018年5月1日　第1刷

著　者　池谷《いけたに》敏郎《としろう》

発行者　小澤源太郎

責任編集　株式会社プライム涌光

電話　編集部　03(3203)2850

発行所　東京都新宿区若松町12番1号 〒162-0056　株式会社青春出版社

電話　営業部　03(3207)1916　振替番号　00190-7-98602

印刷・図書印刷　製本・フォーネット社

ISBN978-4-413-21112-3

青春新書 PLAYBOOKS

“血管先生”池谷敏郎のベストセラー

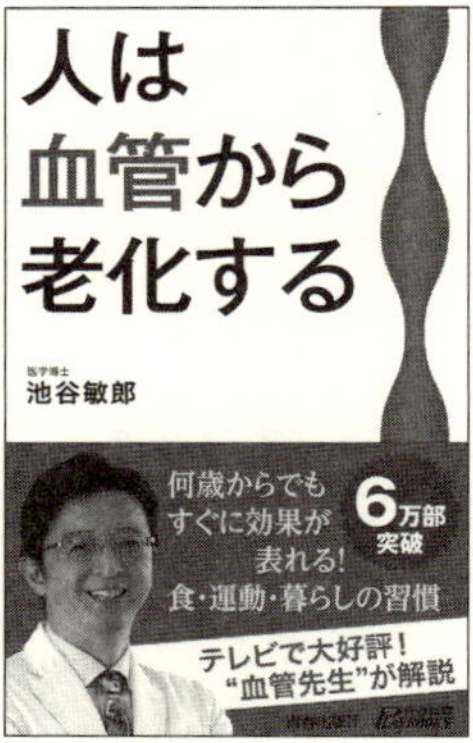

人は血管から老化する

◎「納豆とココナッツオイルを食べてるから大丈夫」は正しい?
◎「血圧、コレステロールはちょっと高めがいい」は本当?
◎ただの疲れ、いつもの冷えだと思っていたら…
◎「血管年齢が若ければOK」「血液サラサラなら大丈夫」ではありません
◎「夕食の30分後〜お風呂まで」が運動のベストタイミング
◎「起きる時間を一定に、早起き」が睡眠のポイント
◎デスクワークの人、立ち仕事の人…それぞれのコツ

ISBN978-4-413-21053-9　本体1000円

お願い　ページわりの関係からここでは一部の既刊本しか掲載してありません。折り込みの出版案内もご参考にご覧ください。

※上記は本体価格です。（消費税が別途加算されます）
※書名コード（ISBN）は、書店へのご注文にご利用ください。書店にない場合、電話またはFax（書名・冊数・氏名・住所・電話番号を明記）でもご注文いただけます（代金引換宅急便）。商品到着時に定価＋手数料をお支払いください。
〔直販係　電話03-3203-5121　Fax03-3207-0982〕
※青春出版社のホームページでも、オンラインで書籍をお買い求めいただけます。ぜひご利用ください。〔http://www.seishun.co.jp/〕